Heilen mit Honig

Andrea Nagl

Heilen mit Honig

*Gesundheit
und Genuß aus dem
Bienenstock*

Seehamer Verlag

Ein persönliches Dankeschön an

Horst Lichtenthäler für seine Honiglieferungen und seine Kraft;
Gerald Drews, den vielbeschäftigten, der trotzdem immer
ein offenes Ohr für mich hatte;
Barbara Dombrowski, die (ehemalige) Buchhändlerin mit dem
ehrlich-persönlichen Service;
Ursula Sasse und *Irmgard Stör* für kleine aber wichtige Hinweise;
den Imker *Michael Hamalgyi*, der mir mit leuchtenden Augen
die Welt der Bienen erklärte;
die immer hilfsbereit und neugierig begleitenden
BibliothekarInnen von der Staats- und Stadtbibliothek Augsburg.

Ein honigsüßes, pollenstarkes Dankeschön an *Hansi Lichtenthäler*:
ein Hobby-Imker inmitten einer Imkerfamilie mit professionellem Wissen
und der energiegeladenen Neugier, alles selbst auszuprobieren.
Sein Honig hat mich auf den Geschmack gebracht, seine Hilfsbereitschaft
und Fachkenntnis waren unverzichtbar.

© 1998 Seehamer Verlag GmbH, Weyarn
und Medien-Agentur Gerald Drews, Augsburg
Alle Rechte vorbehalten
Gestaltung: Bine Cordes, Weyarn
Umschlagfoto: Ketchum Public Relations/Adam, München
Printed in Austria
ISBN 3-932131-62-2

Inhalt

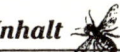

Vorwort und Einleitung

Heute schon Honig genascht? Nein? Sollten Sie aber! Gönnen Sie sich ruhig diesen täglichen Genuß, denn Honig gehört zum wertvollsten, was die Natur uns zu bieten hat. Vergessen Sie die bitteren Pillen und greifen Sie zur süßen Medizin, wie Völker in aller Welt es schon seit Menschengedenken tun. Der Bienenstock ist Quelle für Genuß und Gesundheit.

Ich habe schon immer gerne Honig gegessen. Aber ich gestehe: Erst ein guter Imker und dieses Buch haben mich zum überzeugten Honig-Genießer gewandelt. Wenn ich nicht mindestens drei verschiedene Sorten im Regal stehen habe, fehlt mir etwas. Und was nicht sonst noch alles in meinen Haushalt Einzug gehalten hat: Met und Bärenfang, Honigöl und Honigseife, Propolis roh und in Tinktur, Pollen und Ohrkerzen, ... Diese Aufzählung dürfen Sie getrost als Warnung lesen, sollten Sie noch Platz in Ihren Küchen- und Kellerregalen haben. Aber ich halte meine Hand dafür in ein wildes Bienenvolk, daß all die Tips und Rezepte in diesem Buch Ihnen ganz bestimmt nicht schaden werden.

Jahrtausende bewährt

Den alten Muttergottheiten war der Honig heilig, das „Land, wo Milch und Honig fließen", war das gelobte Land der Bibel, und Mohammed pries den Honig als einzige Arznei überhaupt. Mit unvorstellbarem Fleiß und unermüdlicher Energie tragen die Bienen nicht nur Nektar nach Hause: Pollen, Propolis, Gelée Royale und Wachs sind weitere gesunde Mittel aus dem Bienenstock. Unter anderem macht der Mensch daraus Met, Bärenfang, ätherisches Honigöl, Ohr- und Wachskerzen. All diese Produkte tragen die Wärme und Kraft von Honig und Wachs in sich.

Der Bienenstock ist Apotheke und Lebensmittelgeschäft in einem. Mit einer bis ins kleinste durchdachten Organisation produzieren die Bienen alles, was sie (und wir) zum Leben brauchen. Mit Bienenprodukten können Sie sich „vollwertig" ernähren. Vielleicht ist der millionenfache Fleiß der Bienen die Quelle der Energie, welche uns jenseits aller medizinischen Erklärungsversuche heilt und gesund erhält.

Bis heute faszinierend

Schon der Honig ist so komplex, daß er bis heute nicht komplett erforscht ist. Die vielen Pflanzen, an denen sich die Bienen bedienen, unterschiedliche Standorte, Wetter, Klima und vieles mehr beeinflussen die fleißigen Sammlerinnen und ihre Produkte. Tatsache ist, daß uns die Bienenapotheke wirkungsvolle Substanzen liefert, zum Beispiel enthält die Propolis das wirksamste Antibiotikum, das in der Natur vorkommt.

Zudem sind die Inhaltsstoffe optimal kombiniert: Die Summe der Dinge wirkt besser als ihre einzelnen Teile. Apitherapeuten, so nennen sich die Mediziner, die mit Bienenprodukten heilen, können einige Wirkungen bis heute nicht erklären, doch daß Honig und Co. heilen, steht außer Zweifel. Auch in diesem Bereich der Naturheilkunde zeigt sich, daß die Menschen früherer Jahrtausende mehr wußten als wir.

Genuß ohne Reue

Ob man nun an ihre Heilkraft glaubt oder nicht: Die Einnahme und Anwendung aller Bienenprodukte – selbst der insgesamt sechs verschiedenen Antibiotika, die Bienen produzieren, – verursachen keine Nebenwirkungen. Genuß nicht nur ohne Reue, sondern mit Nutzen. Schon der große Arzt und – aus heutiger Sicht – Naturheilkundler Paracelsus forderte, daß die Nahrung zugleich unser Heilmittel sein solle. Wohl kaum ein Lebensmittel kann diese Eigenschaft so für sich beanspruchen wie „der Goldfarbene", ein wahres Gold unter den Nahrungsmitteln. Ihn habe ich deshalb an den Anfang dieses Buches gestellt.

Jedes Kapitel beginnt mit der Beschreibung des jeweiligen Bienenproduktes. Wenn Sie die Theorie nicht interessiert, können

Sie gleich zu den praktischen Anwendungen weiterblättern. Viele Rezepte sind bewußt einfach gehalten, damit Ihnen der Einstieg erleichtert wird.

Im Register am Ende des Bandes finden Sie schnell die richtige Seite, wenn Sie Hilfe bei bestimmten Beschwerden suchen.

Im Literaturverzeichnis finden Sie weitere Bücher rund zum Thema Bienen, Ernährung und Gesundheit. Der Abschnitt Adressen nennt Bezugsquellen und Imkerverbände, die Ihnen weiterhelfen können.

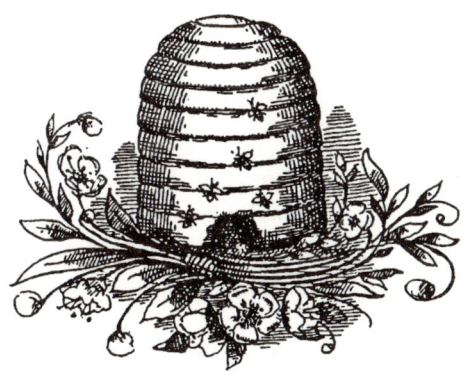

Ein Blick in den Bienenstock

Wenn Sie jemals die Gelegenheit haben, einem Imker bei der Arbeit über die Schulter zu schauen: Nutzen Sie sie! Tausend Worte können nicht den Eindruck ersetzen, den ein Blick in die Bienenwelt hinterläßt. Da summen, krabbeln und schwirren Hunderte von Tieren auf einer Wabe, für unser Auge chaotisch, doch alle arbeiten nach festen Gesetzen zum allgemeinen Wohl. Bis zu 80.000 Bienen stark kann ein Volk im Sommer werden, im Winter reduziert es sich auf einige Tausend Tiere.

Bienen bilden beispielsweise ihre eigene Klimaanlage: Der „Thermostat" steht im Sommer auf 35°C. Wird es kälter, setzten sie sich zusammen, um die optimale Bruttemperatur zu halten. Wird es heißer, fächeln sie mit den Flügeln und schaffen Durchzug.

Bienenstaat: Perfekt organisiert

„Die einzelne Biene zählt nichts, alles was sie tut, dient dem Volk", verriet mir ein Imker. Ein Sinnbild für die Perfektion des Bienenstaates ist die Wabe: Die gleichseitigen Sechsecke, welche die Biene aus hauchdünnen Wachsblättchen baut, nutzen den Raum bestmöglich aus, gleichzeitig garantieren sie hohe Stabilität und sparsamen Materialverbrauch. Die Luft- und Raumfahrt wendet dasselbe Prinzip beim Bau von Flugkörpern an.

Die Wabenzellen dienen den Bienen als Brutraum oder Nahrungsspeicher. Waben werden immer beidseitig gefüllt: rationell, denn so dient die Mittelwand als zweifacher Boden.

In freier Natur bauen Bienen ihre Waben halbrund oder passen sie den Raumverhältnissen zum Beispiel in Baumhöhlen an. Der Imker nutzt diese Anpassungsfähigkeit aus und gibt den Bienen rechteckige Rähmchen aus Holz vor.

Unglaubliches Wachstum

Als kleines weißes Stiftchen steht ein frisch gelegtes Bienenei in der Zelle. Nach drei Tagen neigt es sich und sobald es flach am Zellenboden liegt, schlüpft die Larve. Das winzige Würmchen wächst innerhalb von sechs Tagen auf das Fünfhundertfache seines Gewichts, drei Tage gefüttert mit Gelée Royale, weitere drei mit Pollen. Die Larve verpuppt sich, Arbeiterinnen schließen den Brutraum mit einem Wachsdeckel ab – allerdings im Gegensatz zu den Honigvorräten nicht luftdicht. Nach 21 bis 24 Tagen schlüpft die Biene.

Fleißige Arbeiterinnen – faule Drohnen

Im Laufe ihres Lebens übernimmt die Biene verschiedene Aufgaben: Als Zellenputzerin säubert sie zwei bis drei Tage die Zellen, aus denen ihre Gefährtinnen geschlüpft sind. Vom dritten bis fünften Tag füttert sie als Pflegebiene Larven mit Pollen. Die Ammenbienen (etwa sechster bis neunter Tag) versorgen die Larven und die Königin mit Gelée Royale. Baubienen produzieren Wachs und bauen Waben, verdeckeln Zellen und verkleistern Ritzen und Löcher, aber nur, wenn diese Arbeit notwendig ist. Ansonsten fungiert die Biene vom zehnten bis etwa 18. Tag als Stockbiene: Sie nimmt den Sammlerinnen (ab 20. Tag) Pollen, Nektar und Harze ab und verarbeitet diese kostbaren Güter weiter. In diesem Alter ist sie als Putzbiene auch für die Sauberkeit des Stocks zuständig. Ersten Erkundungsflügen folgt die Zeit als Wächterin (18. bis 20. Tag): Sie bewacht das Einflugloch und umschwirrt den Stock, Eindringlinge werden gestochen. Das kann der Mensch sein, eigentlich sollen jedoch geflügelte Bienenfeinde wie Wespen, Hornissen, der Bienenwolf und räuberische Völker der eigenen Art abgewehrt werden. Für sie ist ein Bienenstich tödlich. Als Sammlerinnen schließlich schwärmen die Bienen aus – acht bis zehn Kilometer weit – und suchen Nektar, Honigtau, Pollen und Harze.

Ein Hofstaat umschwärmt die Königin, nicht um ihr zu huldigen, sondern um sie ständig zu füttern, damit sie fit ist für ihren

königlichen Dienst: das Eierlegen. Gefüttert werden auch die
Drohnen, wovon es in jedem Staat nur einige Hundert gibt.
Warum es überhaupt so viele sind, ist ungeklärt, denn die Her-
ren der Bienenschöpfung haben nur alle paar Jahre etwas zu tun,
nämlich wenn eine junge Königin begattet werden muß. Daher
das Wort von den „faulen Drohnen". Vor dem Überwintern geht
es den Drohnen an den Kragen: In der „Drohnenschlacht" werden sie von den Arbeiterinnen aus dem Stock hinaus in den
sicheren Tod getrieben, denn im Winter kommen sie zu „teuer"
angesichts der knappen Nahrungsvorräte. Die Drohnen können
sich gegen diese Ausweisung nicht wehren: Sie haben keinen Stachel. Sie sterben, denn sie können weder Nektar noch Pollen
sammeln noch sich einen Unterschlupf bauen.

Königin: im Dienst der Pflicht

Zwischen 1000 und 3000 Eier legt eine Königin täglich, allerdings
nur im Frühjahr und Sommer, solange genügend Nahrung da ist,
um die Brut großzuziehen. Während Bienen im Sommer nur
sechs Wochen, im Winter höchstens sechs Monate leben, arbeitet
eine Königin vier bis sechs Jahre. Ihre Ausnahmestellung ver-
dankt sie ausschließlich ihrer Ernährung: Schon als Larve wird
sie nur mit Gelée Royale gefüttert, auch Königinnensaft oder Wei-
selfuttersaft genannt.

Die Brutbienen füttern eine neue Königin, auch Weisel genannt,
heran, wenn die alte schwach wird oder aus irgendwelchen Gründen verlorengegangen ist. Sie bauen die Wabenzelle größer,
damit die Königin darin wachsen und ihren Geschlechtsapparat
voll entwickeln kann. Obwohl doppelt so groß wie normale Bienen, schlüpft die Königin bereits am 16. Tag. Auf ihrem Hoch-
zeitsflug, sie „schwärmt" begleitet von einem Troß Bienen, wird
sie von einem oder mehreren Drohnen begattet. Die Samenzellen speichert sie ihr Leben lang. Beim Legen des Eis entscheidet
sich durch Zugabe von Samenzellen, ob eine Arbeiterin (befruch-
tetes Ei) oder eine Drohne (unbefruchtetes Ei) entsteht.

Mehr als Honig

Alles, was die Biene braucht, sammelt sie selbst. Sie beläßt das Sammelgut nicht in seiner natürlichen Form, sondern reichert die Rohstoffe an, spaltet sie auf, vermischt sie und bildet neue Produkte. Der Bienenstock ist Speicher, Labor und Brutstätte in einem.

Honig ist das bekannteste Bienenprodukt, gewonnen aus Nektar und Honigtau. Sein hoher Zuckeranteil liefert Kohlenhydrate.

Als Bienenbrot bezeichnet man den angereicherten **Pollen** , welcher Eiweiß und Fette zur Ernährung beisteuert.

Gelée Royale sondern die Ammenbienen in einem bestimmten Alter aus speziellen Drüsen ab und füttern damit junge Larven und die Königin.

Bienenwachs schwitzen die Baubienen aus. Es ist das Baumaterial des Bienenvolkes.

Propolis bilden die Bienen aus gesammelten Harzen. Sie schützen sich damit gegen Keime und Eindringlinge.

Bienengift füllt die Giftblase und tötet unerwünschte Gäste.

Unnachahmliche Produkte

Allen Bienenprodukten gemeinsam ist, daß sie im wahrsten Sinne des Wortes unnachahmlich zusammengesetzt sind. Die in diesem Buch beschriebenen Heilwirkungen sind vieltausendmal erfahren und erlebt worden, doch vom naturwissenschaftlich orientierten Mediziner werden sie deshalb noch lange nicht anerkannt. Lediglich das Bienengift gilt als Arzneimittel im strengen Sinne des Gesetzes. Liegt es daran, daß das Gift aus relativ wenigen Stoffen besteht und sich deshalb dem menschlichen Forschergeist einfach erschließt?

Honig ist nicht gleich Honig, das zeigt schon seine Farbe. Dasselbe gilt für Propolis, Pollen und Gelée Royale. Sie sind nicht normierbar, wie das Ärzte von einem Medikament verlangen. Mittlerweile haben Wissenschaftler vor allem in Nord- und Osteuropa Heilerfolge nit Bienenprodukten in anerkannten Untersuchungsreihen nachgewiesen, aber nicht immer können sie ihre Ergebnisse auch erklären. Man geht davon aus, daß die vielen, oft nur in winzigen Mengen vorkommenden Inhaltsstoffe so perfekt zusammenwirken, daß sie sich unserem begrenzten Forschertrieb entziehen. Industriell sind sie unnachahmlich, in ihrer natürlichen Zusammensetzung aber sehr wohl perfekt.

Alltäglicher Genuß

Ob Honig, Pollen, Gelée Royale oder Propolis: Sicher ist, daß sie, von ganz wenigen Ausnahmen abgesehen, nicht schaden können. Bei leichten Beschwerden können Sie also unbesorgt zu den Mitteln aus dem Bienenstock greifen. Täglicher Honiggenuß beugt Erkrankungen vor, stärkt die Abwehr und gibt Energie.

Der Mensch bereitet aus den reinen Bienenprodukten Spezialitäten zu, über deren Zusammensetzung und Anwendung Sie in diesem Buch Näheres erfahren werden:

Met, den Honigwein und Göttertrank der Germanen.

Bärenfang, einen hochprozentigen Honigschnaps.

Ohrkerzen, ein Heilmittel hauptsächlich aus Bienenwachs.

Ätherisches Honigöl, ein Alkohol-Extrakt aus Bienenwaben.

Honig: Süßes Gold

Wie Honig entsteht

Honig entsteht aus Nektar, das weiß jedes Kind, aber so ganz genau stimmt das nicht: Neben dem süßen Blütensaft sammeln die Bienen auch Honigtau und in seltenen Fällen süße Pflanzensäfte, zum Beispiel von Brombeeren.

Mit dem Saugrüssel nimmt die Sammlerin den süßen wässrigen Saft auf. Hier beginnt bereits das Wunder Honig: Auf dem Weg in den Honigmagen kommt Speichel zum Nektar. Im Honigmagen entzieht die Biene dem Sammelgut einen Teil des Wassers. So enthält Nektar noch 80 Prozent Wasser, fertiger Honig dagegen nur noch 20 Prozent.

Honig muß lüften

Nach dieser ersten Umwandlung im Körper übergibt die Sammlerin den Rohhonig an die Stockbienen. Diese bilden eine Futterkette bis zur Wabenzelle: Immer wieder wird der Honig eingesaugt und an die nächste Biene herausgegeben. Jedes Tier gibt seine Sekrete dazu: Je weniger Nektar die Sammlerinnen herantragen, desto mehr Bienen arbeiten in der Futterkette und desto reicher fermentiert wird der Honig. Vor dem Einlagern „lüften" die Stockbienen den Honigblaseninhalt: Sie lassen einen Honigtropfen aus dem Saugrüssel hervorquellen, um ihn an der Luft zu trocknen, und saugen ihn wieder ein – bis zu 200 Mal. Mit 30 bis 40 Prozent Wassergehalt kommt der Honig in die Wabenzelle.

In der Wärme des Bienenstocks reift der Honig. Das Wasser verdunstet, gefördert durch den Durchzug, den die Bienen mit ihrem Flügelschlagen verursachen, und der Honig dickt ein. Die Inhaltsstoffe fermentieren, das heißt, sie werden aufgeschlüsselt und können damit von unserem Körper besser aufgenommen werden. Den reifenden Honig tragen die Bienen bis zu 80 Mal um. Erst wenn er reif ist, wird die Wabenzellen ganz aufgefüllt und luft- und wasserdicht verdeckelt.

4000 bis 5000 Bienen sammeln einen Sommer lang für ein Kilo Honig, dabei kann eine Sammlerin pro Flug fast soviel Nektar eintragen wie ihr Eigengewicht. Dieser immense Fleiß gilt natürlich nicht dem Menschen, sondern der eigenen Ernährung. Mit den verdeckelten Honigvorräten kommen die Bienen über den Winter. Wenn der Imker zuviel Honig erntet, muß er im Winter zufüttern, damit das Volk nicht verhungert.

An dieser Stelle muß einmal gesagt werden, daß alle Beschreibungen in diesem Buch, welche die Biene und ihre Produkte betreffen, stark vereinfacht sind. Aus fast jedem Satz ließe sich ein Aufsatz machen, so ungeheuer kompliziert und vielschichtig sind die einzelnen Vorgänge. Obwohl in den letzten Jahren auch bei uns das Interesse an der Apitherapie, das ist die Therapie mit Bienenprodukten, und damit einschlägige Forschungen zugenommen haben, ist vieles noch nicht restlos aufgeklärt. Wenn Sie neugierig auf weitere Details sind, dann finden Sie im Literaturverzeichnis am Ende des Buches weiterführende Werke.

Schleudern, sieben, klären

Ist der Honig erst einmal verdeckelt, ist das meiste schon passiert: Der Mensch, sprich: der Imker erntet „nur", dabei kann er allerdings immer noch einiges falsch machen. So falsch, daß der Honig außer Zucker und Wasser fast nichts mehr von dem enthält, was ihn so wertvoll für Gesundheit und Ernährung macht.

Ein seriöser Imker erntet nur reifen Honig aus verdeckelten Waben. Vorzeitig ausgeschleuderter Honig enthält mehr Wasser, der „Vorteil" liegt auf der Hand: Man spart sich die Entdeckelungsarbeit und wasserreicher „Honig" wiegt mehr. Aber er enthält weniger gesundheitsfördernde Stoffe und kann wegen des hohen Wassergehalts zu gären beginnen. Er ist weniger verträglich und kann deshalb Magenbeschwerden und Sodbrennen verursachen.

Sorgfältige Imker entnehmen die Waben an kühlen Tagen oder am Morgen, wenn keine frische Tracht eingetragen wurde. Die Waben sollten möglichst komplett gefüllt und verdeckelt sein. Entdeckelt wird mit speziellen Gabeln oder Messern, in großen Betrieben auch mit Gasbrennern oder maschinell. Dann schleudert der Imker die Waben aus. Honigschleudern werden manuell oder maschinell betrieben, in verschieden ausgeklügelter Technik, das Prinzip ist immer gleich. Die Schleuder dreht sich und durch die Fliehkraft fließt der Honig heraus. An einem Zapfhahn kann man den Honig abfüllen. Über ein Doppelsieb, erst grob, dann fein, läuft er ab. Verunreinigungen wie Wachsreste, kleine Tierchen oder Teile von Bienen, Blättern oder Holz bleiben im Sieb.

„Schleuderhonig" wird manchmal als etwas ganz Besonderes angeboten. Lassen Sie sich nicht für dumm verkaufen: Fast jeder ordentliche Imkerhonig ist geschleudert, nur ganz wenige Sorten werden ausgepreßt.

Augenwischerei ist auch die Bezeichnung „kaltgeschleudert". Vermutlich will die Werbung damit das positive Image von kaltgepreßten Ölen nutzen. Im Bienenstock herrschen im Sommer 30 bis 35°C, geschleudert wird die Wabe bei 20 bis 30°C. Kalt - wie kalt ist kalt? - schleudern, angenommen bei 10 °C, geht nicht, weil der Honig dann zu zäh ist und sich nicht aus den Waben löst. Heiß schleudern geht auch nicht, weil dann das Wachs schmelzen würde. Außerdem darf Deutscher Imkerhonig grundsätzlich nicht über 42/43°C erhitzt werden, doch davon später.

Anschließend bleibt der Honig stehen, er klärt sich. Luftblasen und winzige Partikelchen steigen nach oben und bilden eine Art Schaum, den der Imker abschöpft. Zurück bleibt goldfarbener, fertiger Honig bester Qualität. Jetzt muß er nur noch richtig gelagert werden: Am Besten kühl, dunkel und trocken.

Was einen guten Honig ausmacht

Die Möglichkeiten, Lebensmittel zu "verarbeiten", sind vielfältig. Ernährungsbewußte Menschen wissen ein Lied davon zu singen, wie schwer es ist, naturbelassene Lebens-mittel zu kaufen. Das ist beim Honig etwas besser. Die deutsche Honigverordnung läßt nur puren Honig zu. Allen Honigen, die bei uns in den Handel kommen, darf weder etwas hinzugefügt noch etwas entnommen worden sein. Allerdings können bei Lagerung und Transport soviele Fehler gemacht werden, daß die meisten wertvollen Enzyme zerstört sind, bis der Honig beim Verbraucher ankommt.

Alle Rezepte und Empfehlungen in diesem Buch helfen nur, wenn Sie Bienenprodukte, allen voran Honig, von hoher Qualität verwenden. Am besten kaufen Sie direkt beim Imker. Wenn Sie keinen kennen: Fragen Sie Nachbarn, Freunde und Verwandte. Gehen Sie auf Märkte und halten nach einem Direktvermarkter Ausschau. Halten Sie beim Spazierengehen die Augen offen: Selbst in Großstädten nutzen Imker kleine grüne Oasen und gewinnen dabei nicht nur Honig, sondern leisten einen wertvollen Beitrag zum lebenswichtigen Grün in den Städten. Das unterstützen Sie, wenn Sie seine Produkte kaufen.

Reden Sie mit dem Imker, fragen Sie nach, besuchen Sie ihn. Alle Bienenhalter, denen ich begegnet sind, freuten sich über mein Interesse und gaben mir begeistert und geduldig Auskunft. Im direkten Gespräch werden Sie erkennen, ob der Imker sein Handwerk versteht und Ihnen gute Produkte verkauft. Und Sie werden sich am Ende wundern, wie, angesichts der vielen Arbeit, Honig so billig sein kann. Nie wieder werden Sie über teuren deutschen Honig klagen.

„Echter Deutscher Honig" und seine Qaulitätskriterien
Garantiert gute Qualität kaufen Sie in den Einheitsgläsern mit grünem Gewährsverschluß des Deutschen Imkerbundes. "Einheitsgläser" deshalb, weil es sich um deutschlandweit verbreitete Mehrweggläser mit Pfand (in der Regel 50 Pfennig) handelt. Als

„Gewährsverschluß" bezeichnet wird das grün-goldene Etikett, das vom Deckel bis zum Glas durchgeht. Nur Mitglieder des Imkerbundes bekommen diese Etiketten. Aufgedruckt sind Name und Adresse des Imkers, eine Überwachungsnummer, anhand derer der Imkerbund die Qualität kontrolliert, und die Sorte.

So gekennzeichneter „Echter Deutscher Honig" muß bestimmten Qualitätskriterien genügen, die Sie am Ende dieses Buches finden.

Daneben gibt es die Deutsche Honigverordnung. Ihr müssen alle Produkte entsprechen, die in Deutschland als "Honig" verkauft werden. Der Gesetzgeber ist allerdings weniger streng als der Deutsche Imkerbund.

Natürlich bekommen Sie auch in Lebensmittelgeschäften, Ökoläden und Supermärkten guten Honig. Hier eine Empfehlung zu geben, ist schwer. Eines ist sicher: Am Preis läßt sich gute Ware nicht erkennen. Im Februar 1998 veröffentlichte die Zeitschrift „Öko-Test" einen Honigtest. Ergebnis: Der billigste Honig im Test, für 2,29 Mark/Pfund im Supermarkt gekauft, landete in der Gruppe „empfehlenswert". Die fünf „nicht empfehlenswerten" Produkte kosteten 3,99 bis 10,45 Mark.

Was versteht man nun aber unter Qualität?
Guter Honig muß folgenden Ansprüchen genügen:
Reinheit: Qualität heißt beim Honig zuerst, daß er keine honigfremde Zusätze enthält. Strenggenommen zählt auch der Pollen zu den Zusätzen, doch wertet er den Honig sogar auf. Es gibt Löwenzahnhonige, die bis zu 40 Prozent (!) Pollen enthalten. Eine imkerliche Todsünde und vom deutschen Gesetzgeber zudem verboten ist die Zugabe von Wasser und Zucker. Auch Umweltgifte und Schwermetalle finden sich praktisch nie im Honig. Warum? Die Biene verarbeitet das Sammelgut im Honigmagen: Würde sie beispielsweise aus gespritzten Obstbaumblüten saugen, würde sie sich vergiften.
Wenig Wasser: Der originale Wassergehalt ist ein Zeichen für die Reife des Honigs: Je reifer, desto weniger Wasser. Manche Honige

haben nur 16 Prozent, erlaubt sind 20 Prozent. Nur der Heidehonig darf 23 Prozent enthalten. Wird Honig zu früh geerntet, kann er gären. Um das zu verhindern, wird ihm Wasser entzogen, meist durch Erhitzen. Doch das Erhitzen über 42°C zerstört wichtige Inhaltsstoffe, vor allem Enzyme und Vitamine.

Keine Hitze: In den USA gibt es mittlerweile pasteurisierten Honig, der kurz hoch erhitzt wird, damit er sich nicht mehr verändert. Sie können sicher sein, daß dieser Honig auch in Ihrem Körper wenig verändert, außer daß er ihm Kalorien zuführt. Wichtige Inhaltsstoffe wurden durch die Erhitzung zerstört.

Ein Laie kann eine vorhergehende Erhitzung nicht feststellen, im Labor verrät der HMF-Faktor den schlechten Produzenten: Hydroxylmethylfurfural entsteht in fast jedem Honig im Laufe der Zeit als Abbauprodukt. Bei Erwärmung und unsachgemäßer Lagerung steigt der HMF-Wert schneller, bei Blütenhonigen schneller als bei Waldhonig. Er kann bei frischem Honig darauf hinweisen, daß der Imker unerlaubt Invertzucker zugefüttert hat. Der HMF-Faktor von Spitzenhonigen ist gleich Null.

Ein alter Imker verbreitete den Tip, Honig in der Küche oben auf den Schrank zu stellen, weil es dort immer schön warm ist, damit er streichfähig sei. Vergessen Sie das ganz schnell: Honig gehört in den Kühlschrank! Das bewahrt die wertvollen Inhaltsstoffe und verhindert außerdem eine schnelle Kristallisation. Ungekühlte lange Transporte im Hochsommer, Lagerung in der Nähe von Heizungen sowie helle und warme Beleuchtung im Verkaufsregal verschlechtern den Honig.

Kein Licht: Die Enzyme im Honig sind nicht nur wärme- sondern auch lichtempfindlich, deshalb noch einmal: Honig gehört in den Kühlschrank oder in eine kühle dunkle Speisekammer.

Gute Imker haben ein Kühlhaus und holen nur die aktuell benötigte Menge daraus hervor. Mein Imker empfiehlt sogar das Einfrieren - am besten frisch von der Schleuder weg. So erhält sich der unvergleichliche Duft von frisch geschleudertem Honig bis in die kalte Jahreszeit. Untersuchungen belegen, daß die Minustemperaturen den Honig nicht schädigen.

Die richtige Bezeichnung: Zum seriösen Honighandel gehört, daß das Glas tatsächlich das enthält, was auf dem Etikett steht: So wertete „Öko-Test" beispielsweise zwei als Lindenhonig beschriftete Honige ab, weil die Honige zwar hervorragend, aber nicht von Lindenblüten gesammelt waren. Vermuteter Hintergrund: 1997 war die Lindenblüte verregnet, die Blüten verklebt. Die Bienen flogen anders als in früheren Jahren. Ein erfahrener Imker muß das an Farbe, Geruch und Geschmack des Honigs erkennen. Im Labor enttarnt die Pollenanalyse die Wege der Bienen, denn jeder Honig enthält auch Pollen. Pollen sind so typisch für eine Pflanzenart wie der Fingerabdruck für den Menschen.

Aufbewahrung und Kristallisation

Manche Menschen halten kristallisierten Honig für schlecht. Das Gegenteil ist richtig: Fast jeder unbehandelte Honig kristallisiert früher oder später. Tut er dies auch nach langer Lagerung nicht, besteht der Verdacht, daß der Honig pasteurisiert wurde und damit von minderer Qualität ist. Wenn Sie Ihren Honig im Kühlschrank aufbewahren, zögern Sie die Kristallisation hinaus.

Ob ein Honig grob-sandig oder fein-cremig kristallisiert, hängt von den Ausgangskristallen ab. Kristallisationskeime sind Traubenzuckerkristalle, Pollenkörner oder Staubteilchen. Sind davon viele im Honig enthalten und enthält er zudem wenig Wasser (das bedeutet: Gute Qualität), lagern sich sehr schnell weitere Teilchen an und bilden die harten Kristallstrukturen. Wenn Sie „weiße Fäden" oder kleine Körnchen im klaren Honig entdecken, dann sind das erste Ansätze dafür.

Blütenhonig kristallisiert viel schneller als Waldhonig. Schon nach wenigen Tagen hat sich sein lichtes Gelb in ein milchiges verwandelt. Um den Honig trotzdem streichfähig zu halten, zerschlagen Imker die Kristallkeime, indem sie den Honig vor dem Abfüllen in die Gläser gründlich rühren.

Ein Sonderfall des Kristallisierens sind die „Blüten", weißliche Herde im Honig. Sie entstehen nur bei extrem wasserarmen Honigen. Der Traubenzucker kristallisiert aus, und weil nicht mehr genügend Flüssigkeit da ist, füllt Luft den Raum zwischen den Kristallen: weiße Blüten entstehen. Diese Erscheinung ist keinesfalls ein Hinweis auf zugesetzten Industriezucker.

Kristallisierter Honig ist also nichts Schlechtes, aber wenn er gar zu hart wird, mindert das doch die Bequemlichkeit und Optik. Es ist allgemein bekannt, daß man den Honig durch Erhitzen wieder flüssig bekommt, aber Vorsicht: maximal 42 bis 43°C verträgt der Honig, sonst lösen Sie nicht nur die Kristalle wieder auf, sondern auch die Enzyme werden zerstört, Vitamine und ätherische Öle verfliegen. Im allgemeinen wird ein Wasserbad empfohlen, aber wenn Sie mit dem Thermometer nachmessen, werden Sie feststellen, daß 40 °C reichlich niedrig sind. Das Wasser auf der Herdplatte wird schnell heißer, in einer Schüssel kühlt es schnell aus.

Über den Einsatz der Mikrowelle gehen die Meinungen auseinander: Viele Menschen sind grundsätzlich dagegen. Untersuchungen haben ergeben, daß man beim Verflüssigen von Honig mit besonders niedriger Leistungsstufe arbeiten sollte, um die Enzyme zu schützen. Blütenhonige reagieren empfindlicher auf Mikrowellenbehandlung als Honigtauhonige.

Ein Tip für alle Haushalte, die ihren Joghurt selber machen: Die Joghurt-Maschine ist nichts anderes als ein Warmhaltebehälter oder eine Thermosplatte, welche auf gut 40°C eingestellt ist – genau die Temperatur, die wir zum Verflüssigen von Honig brauchen. Um zwei volle Gläser Honig zu verflüssigen, müssen Sie allerdings zehn Stunden einrechnen. Dafür haben Sie die Garantie, daß der Vorgang wirklich schonend abläuft.

Honig kann als einziges natürliches Lebensmittel bei guter Lagerung Jahre halten. Den extremsten Beweis lieferten ägyptische Grabfunde: Der Honig in mit Bienenwachs verschlossenen Amphoren war auch nach Jahrtausenden noch genießbar.

Erhitzter Honig ist nahezu wertlos: Beim Backen ist er aufgrund seiner Zuckerzusammensetzung und der Mineralstoffe trotzdem besser als Industriezucker. Tee sollten Sie immer erst auf Trinktemperatur abkühlen lassen, bevor Sie mit Honig süßen.

Reiche Sortenvielfalt

Haben Sie sich auch schon gefragt, woher der Imker weiß, daß ein Honig ein Raps-, Tannen- oder Akazien-Honig ist? Schließlich kann man die Bienen weder verfolgen noch fragen, wo sie ihren Nektar gesammelt haben.

Die Bezeichnung des Honigs ist Erfahrungssache: Bienen bedienen sich normalerweise an der nächstgelegenen Quelle, je üppiger, desto besser. Eine sattgelbe Wiese voller Löwenzahn ist ihnen lieber als ein paar bunte Blümchen am Wegesrand. Der Imker muß wissen, welche Futterquellen jeweils zur Verfügung stehen und den geernteten Honig dann daraufhin prüfen. Normalerweise reichen Geruch, Geschmack und Farbe zu Beurteilung. Hilfreich ist die Tatsache, daß Bienen in der Regel einer Pflanzenart treu bleiben. Tragen sie ein Gemisch nach Hause, mündet das in Bezeichnungen wie „Wald- und Blütenhonig" oder einfach „Bienenhonig"".

Weil die Bienen nicht „in die Ferne schweifen, wenn das Gute liegt so nah", fährt der Imker seine Bienenstöcke auch in besondere Trachtgegenden und stellt sie dort für einige Tage oder Wochen auf.

Grundsätzlich unterscheidet man Blütenhonig und Honigtauhonig. Nur für Blütenhonig sammeln die Bienen tatsächlich Nektar aus Blüten. Die bekanntesten Sorten sind Raps, Klee, Löwenzahn, Linden, Akazien und Sonnenblumen. Auch Doppelbezeichnungen, zum Beispiel Linde-Klee, sind möglich und werden von Imkern auch genutzt.

Für Honigtauhonig sammeln die Bienen Honigtau von Bäumen. Dieser Tau ist ein tierisches Produkt. So zapfen zum Beispiel Läuse die Saftadern der Bäume für ihre Ernährung an. Den Honigtau scheiden sie als zuckerreiche, glasklare Flüssigkeit aus. Ameisen und auch Bienen bedienen sich daran.

Manchem hat es schon den Appetit verschlagen, als er von der wahren Herkunft der Waldhonige erfuhr. Noch zur Jahrhundertwende galt Honigtauhonig als minderwertig. Professor Karl Sajó schreibt in seinem Buch „Unsere Honigbiene": "Die anormalen Honigsorten, die nicht von Pflanzennektaren stammen, sind entschieden minderwertig, und ihr Genuß kann nicht ohne weiteres empfohlen werde. Zu diesen gehören alle, deren Rohstoff ... hauptsächlich aus dem Honigtau stammt."

Das hat sich schwer verändert. Der dunklere Wald-, Tannen- oder Palmenhonig mit seinem herben, würzigen Geschmack ist bei vielen Honigfreunden der beliebtere. Aufgrund seines höheren Mineraliengehaltes hat er andere Heilwerte wie Blütenhonig. Dieser hohe Mineraliengehalt ist aber auch der Grund, warum Bienen im Winter keinen Waldhonig vertragen: Er liefert zu viele Ballaststoffe.

Nachfolgend einige Honigsorten und ihre typischen Eigenschaften.

Blütenhonige

Blütenhonig: Eine Mischung aus verschiedenen Blütenhonigen. Schmeckt aromatisch, ist dunkelgelb bis hellbraun und kristallisiert feinsteif.

Sommerblütenhonig: Eine Mischung aus verschiedenen Blüten, im Sommer geerntet. Schmeckt und duftet intensiver als der normale Blütenhonig, ist dunkelgelb bis hellbraun und kristallisiert feinsteif.

Waldblütenhonig: Ein Honig von Blüten in und am Wald, unterscheidet sich grundätzlich von Waldhonig, der zu den Honigtauhonigen zählt.

Akazienhonig: Müßte eigentlich Robinien-Honig heißen. Die Scheinakazie wächst und blüht vor allem in Frankreich und in Osteuropa. Bienen lieben die Pflanze und produzieren eifrig einen sehr hellen und mild-blumigen, dünnflüssigen Honig. Er kristallisiert sehr langsam und eignet sich hervorragend zum Süßen von kalten Speisen und Getränken. Er hilft bei Husten, Erkältungskrankheiten und übersäuertem Magen und unterstützt die Blutreinigung.

Edelkastanienhonig: Von den kerzenartigen Blütenständen der Kastanien sammeln die Bienen einen zähflüssigen Honig, der lange nicht kristallisiert und reichlich Pollen enthält. Viele Inhibine und Fermente machen Edelkastanienhonig sehr verträglich mit antibiotischer Wirkung. Er stärkt den Kreislauf und verbessert die Durchblutung.

Heidehonig: Eine seltene Spezialität, die in Norddeutschland und einigen anderen europäischen Ländern im Herbst von der Besenheide geerntet wird. Er enthält von Natur aus mehr Wasser als alle anderen Honige, besitzt aber eine geleeartige Konsistenz, weswegen die Ernte sehr schwierig ist. Zum Ausschleudern müssen die Imker mit viel Gefühl den optimalen Zeitpunkt erwischen, deswegen wird er auch ausgepreßt oder gleich als ganze Wabe oder Wabenstück (Scheibenhonig) verkauft. Heidehonig ist stark aromatisch, fast bitter und rötlich-gelb bis hellbraun. Er wird bei Nieren-, Blasen- und Prostatabeschwerden empfohlen.

Kleehonig: Sehr heller Honig, schmeckt mild-weich. Kinder essen ihn gern und auch Menschen, die den typischen Honiggeschmack nicht mögen. Enthält viel Traubenzucker. Ist deshalb als Sportlernahrung geschätzt und unterstützt die Leberfunktion. Wirkt harntreibend, schleim- und krampflösend.

Lindenblütenhonig: Dieser Honig erinnert an den Duft lauer Sommerabende – und es ist die einzige Blüte, welche Bienen dazu verführt, noch am Abend auszufliegen. Der lichte Honig hat eine gelb-grünliche Farbe. Wie dem Lindenblütentee wird ihm eine wärmende und beruhigende sowie antiseptische Wirkung nachgesagt. Gut für den Tee vor dem Schlafengehen, für Erkältungstees und für ein beruhigendes Honigbad.

Löwenzahnhonig: Intensiv gelb mit einem hohen Pollenanteil. Kristallisiert sehr schnell, aber ganz fein, schmeckt hocharomatisch.

Manukahonig: Eine bei uns erst neuerdings bekannte Spezialität, deren positive Auswirkung auf den Magen-Darm-Trakt in einer Reihe wissenschaftlicher Untersuchungen belegt wurde. Der Manukabaum ist bei uns als Tea Tree oder Teebaum bekannt.

Der Honig enthält besonders viele antibakterielle Wirkstoffe. Sein Geschmack ist sehr intensiv.

Rapshonig: Sehr heller Honig, kristallisiert schon nach wenigen Tagen und ist dann fast weiß. Die gelben Felder üben im Frühsommer eine starke Anziehungskraft auf die Bienen aus, die dann fast alles andere stehen lassen und nur dem Raps zuschwärmen. Der Honig schmeckt fein-süß.

Rosmarin- und Thymianhonig: Es gibt unzählige Honigspezialitäten, die oft nur schwer zu bekommen sind. Zwei Beispiele sind der Thymianhonig und der Rosmarinhonig. Ich stelle Sie Ihnen hier wegen ihres ungewöhnlichen Geschmacks vor. Die Kräuter liefern ein sehr herbes Aroma, süß mit einem mild-bitteren Beigeschmack und werden viel bei Verdauungsbeschwerden eingesetzt. Thymianhonig hilft auch bei Erkältungen. Rosmarinhonig stimuliert die Galle.

Sonnenblumenhonig: In den letzten Jahren bauen auch in Deutschland immer mehr Bauern Sonnenblumen an. Meist nicht freiwillig und den Gesetzen des EU-Marktes gehorchend, aber Honigfreunde haben so vermehrt Gelegenheit, inländischen Sonnenblumenhonig zu kaufen. Der Honig ist auffallend gelb, fein cremig und schmeckt typisch aromatisch nach Honig.

Honigtauhonige

Sie sind grundsätzlich dunkler als Blütenhonige, enthalten weniger Traubenzucker und kristallisieren deshalb nicht so schnell. Der Imker erntet vor allem im Hoch- und Spätsommer. Wenn der Wald „honigt", fährt er die Bienenstöcke in den Wald und läßt sie dort für einige Zeit stehen. „Dunkler Honig ist gut für blasse Gesichter", heißt es. Dieser Spruch weist auf den hohen Gehalt an Mineralien hin, welche vor allem für gute Blutwerte sorgen.

Waldhonig: Eine Mischung aus Honigtau von verschiedenen Bäumen, enthält meistens auch etwas Waldblütenhonig. Schmeckt würzig, kräftig, fast malzig, die Farbe reicht von hellbraun bis rotbraun, er ist zähflüssig. Alle Waldhonige enthalten sehr viele Mineralien, vor allem Kalium und Eisen, sowie Spurenelemente und

Harzanteile und sind deshalb bei der Wundpflege besonders zu empfehlen.

Spanischer Waldhonig: Ein sehr dunkler, fast schwarzer Honig, den die Bienen in den immergrünen Wäldern des Mittelmeerraumes sammeln. Schmeckt würzig-süß und ist sirupartig flüssig.

Tannenhonig (Weißtannenhonig): Eine dunkle, grünlich-schwarze Spezialität, die in Deutschland fast nur im Schwarzwald geerntet wird. Allerdings gab es in den Jahren 1993 bis 1997 kaum Ernte, der Honig ist seriös kaum noch zu bekommen, der Preis entsprechend hoch. Aber Sie können natürlich auch zu Importhonigen greifen, bei Tannenhonig zum Beispiel aus Polen. Hilft aufgrund seiner ätherischen Öle besonders gut bei Bronchialkrankheiten mit Schleim und Atembeschwerden.

Es gibt auch (von Natur aus) giftige Honige, zum Beispiel von bestimmten Rhododendronarten. Diese Sorten kommen aber in Mitteleuropa nicht vor.

Woraus Honig besteht

Honig schmeckt süß, denn er besteht hauptsächlich aus Zucker. Aber Zucker ist nicht gleich Zucker. Raffinierter Industriezucker gilt mittlerweile als mitverantwortlich für viele Zivilisationskrankheiten. Forschungsreihen mit Versuchstieren nähren den Verdacht, daß er süchtig macht. Wer Heißhunger auf Süßes an sich selbst schon beobachtet hat, kann bestätigen, daß dieser bei Zuckerentzug irgendwann aufhört. Zucker liefert dem Körper Kohlenhydrate, doch um Industriezucker abzubauen, verbraucht der Körper Vitamine und Mineralien, vor allem Kalzium.

Ganz anders bei Honig. Er besteht hauptsächlich aus Traubenzucker (Glucose) und Fruchtzucker (Fructose), allerdings enthalten die verschiedenen Honigsorten sehr unterschiedliche Mengen davon. Beides sind sogenannte Monosaccharide, die der Körper leicht aufnehmen kann. Dazu gesellen sich je nach Honigsorte viele weitere Zuckerarten. Die Zuckerzusammensetzung im Honig ist so gelungen, daß der Körper den Zucker optimal nutzen kann, ohne unter schädlichen Nebenreaktionen wie bei der Aufnahme von Industriezucker zu leiden. Übrigens: Je mehr Fruchtzucker ein Honig enthält, desto langsamer kristallisiert er.

Als zweites wesentliches Element enthält Honig Wasser, normalerweise 16 bis 20 Prozent, Heidehonig bis 23 Prozent.

Insgesamt enthält Honig 180 Stoffe, je nach Sorte und Herkunft in unterschiedlicher Zusammensetzung. Eine detaillierte Aufzählung interessiert höchstens Spezialisten, ich will Ihnen hier nur die wesentlichen Gruppen nennen: Enzyme (früher: Fermente), die den Stoffwechsel fördern; Mineralien, vor allem Kaliumsalze, die vor allem in Honigtauhonigen von Bedeutung sind, einige Vitamine, Säuren, Hormone, antibiotisch wirkende Inhibine, Aromastoffe und andere Inhaltsstoffe, wie zum Beispiel Pollenkörner und Wachsteilchen.

Wann beim Honiggenuß Vorsicht geboten ist

So gesund Honig für den Menschen auch ist, es gibt doch Fälle, in denen beim Honiggenuß Vorsicht angebracht ist:

Honig für Diabetiker?

Wenn Sie an Diabetes leiden, sollten Sie Honig nur sehr bewußt und in geringen Mengen zu sich nehmen. Honig ist aber auf jeden Fall besser als raffinierter Zucker, durch seine gemischte Zuckerzusammensetzung dauert die Aufnahme in das Blut länger.

Honig und Karies?

Manche Autoren vertreten die Meinung, daß die Inhibine im Honig vor Karies schützen. Die Gegenseite pocht darauf: Zucker bleibt Zucker und Karies mögen Zucker. Bei aller Diskussion sind sich die Verfechter der beiden Meinungen einig darüber, daß Honig für die Zähne auf jeden Fall besser ist als Industriezucker. Wie dem auch sei: Zähneputzen kann nicht schaden – am besten mit Propolis-Zahnpasta!

Honig heilt

So einfach wie wirksam und millionenfach erprobt bekommt das folgende Rezept den ersten Platz vor allen weiteren Empfehlungen in diesem Buch:

Heiße Milch mit Honig

1 Glas (200 ml) Vollmilch

1 Teelöffel Honig

Milch erhitzen, aber nicht kochen: Honig erst einrühren, wenn die Milch auf unter 45 °C abgekühlt ist, da sonst wichtige Enzyme und Vitamine zerstört werden.

Diesen Klassiker unter den Naturheilrezepten mit Honig kannten nicht nur unsere Vorfahren, er ist auf der ganzen Welt verbreitet. Der süße Trank hilft bei Erkältungskrankheiten, vor allem wenn Sie verschleimt sind. Er löst Katarrh und Bronchitis, er lindert Schmerzen und Beschwerden, er beruhigt und entspannt. Auch Leber und Galle reagieren positiv auf Honigmilch. Variieren kann man dieses Getränk auf zweierlei Arten:

Mit Pfeffer oder Zwiebeln

Die Ayurveda-Medizin Indiens fügt der honigsüßen warmen Milch noch pulverisierten schwarzen Pfeffer oder frisch ausgepreßte Zwiebeln bei. Dieser Trank wird gegen Bronchitis gegeben.

Mit Meerrettich

Eine andere Quelle fügt der heißen Honigmilch einen Teelöffel frisch geriebenen Meerrettich bei.

Was haben Mohammed und Kneipp gemeinsam? Gewiß, sie waren Geistliche, wenngleich der eine ein Prophet in Diensten des islamischen und der andere ein Pater in Diensten des christlichen Gottes. Nachdem die Frage nach Mohammed und Kneipp in einem Bienenbuch gestellt wird, können Sie die Antwort erraten: den Honig. Kneipp schreibt: „Der Wert des Honigs liegt in seinem Charakter als Arzneimittel." Mohammed verbot seinen Jüngern Wein, bot ihnen aber als Trost Honig: „Iß Honig, mein Sohn, denn er ist gut, nicht nur zum Essen, sondern er ist auch ein sehr nützliches Mittel gegen mancherlei Krankheiten." Und an anderer Stelle: „Honig ist ein Heilmittel für jede Krankheit, der Koran ist ein Heilmittel für jede geistige Krankheit – aus diesem Grund verordne ich Euch beides, den Koran und den Honig." Besonders interessant wird Mohammeds Empfehlung ,wenn man weiß, daß Honig das einzige Mittel ist, das im Koran als „Arznei" bezeichnet wird.

Erkältungskrankheiten

Der folgende Abschnitt behandelt das weite Feld der „Erkältungen": Jeder kennt sie aus eigener Erfahrung. Wenn Sie bereits die ersten Symptome beachten, gibt Ihnen der Honig im Verbund mit anderen Naturheilmitteln die Chance, die Infektion im Keim zu ersticken. Hustensäfte aus der Apotheke enthalten übrigens oft Honig.

Solange es sich um eine gewöhnliche Erkältung handelt: Bewegen Sie sich, gehen Sie (warm eingepackt) an die frische Luft, schlafen Sie ausgiebig, meiden Sie Streß, Alkohol, Nikotin und andere Gifte. Setzt sich die Infektion trotz bewußter Gegenmaßnahmen mehr als zwei Wochen fest, sollten Sie einen Arzt oder Heilpraktiker aufsuchen.

Immer in die Hände eines Arztes gehört eine Mandelentzündung, aber als Erste Hilfe gegen die Schmerzen wirkt Honig: Lassen Sie einen Löffel Honig im Mund zergehen, am besten dicken, kristallisierten Honig.

Medizinische Weisheiten anderer Zeiten und Kontinente klassifizierten Krankheiten anders. Der Fluß und die Beschaffenheit von Energien und Körpersäften sind wichtig. Über alle verschiedenen Ansätze hinweg taucht der Honig immer wieder bei Krankheiten auf, die mit Verschleimungen und Kälte zu tun haben.

Chinesische Ärzte geben Honig beispielsweise gegen Schnupfen, Klaudios Galenos im alten Pergamon gegen Erkältungen. Altindische Medizin schätzt Honig bei Erkrankungen der Lungen und Bronchien. Die Tibeter zählen zu den „Schleimkrankheiten" unter anderem Asthma, Tuberkulose, Frösteln und Störungen im Lymphsystem. Schleimkrankheiten brechen vor allem im Winter aus und verstärken sich in der Abenddämmerung und am Morgen. Geheilt wird mit einer Diät, die unter anderem Honig enthalten sollte.

Vorbeugung ist jedoch besser als heilen, deshalb empfiehlt der Volksmund: Zur Vorbeugung und zu Beginn einer Erkältung nehme man fünfmal täglich einen Teelöffel Honig. Lassen Sie den Honig im Mund zergehen, damit Sie dort bereits möglichst viele wertvolle Inhaltsstoffe über die Schleimhäute aufnehmen können, bevor sie durch die Magensäure zerstört werden.

Bei den ersten Anzeichen einer Erkältung helfen Sie ihrem Körper am besten folgendermaßen:

- ◆ Sie nehmen ein Vollbad mit ätherischen Ölen gegen Erkältung.
- ◆ Sie trinken Holunderblüten- oder Lindenblütentee bis Sie schwitzen.
- ◆ Dann ab ins möglichst vorgewärmte Bett.
  Dort einen heißen Zitronensaft mit Honig oder eine heiße Milch mit Honig trinken.

Und: Ruhe und Erholung gönnen.

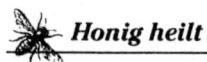

Milch-Fenchel-Honig

250 ml Vollmilch
2 Teelöffel zerdrückte Fenchelfrüchte
2 Eßlöffel Honig

Milch mit den Fenchelfrüchten aufkochen, abseihen, nach dem Abkühlen auf Trinktemperatur Honig einrühren. Trinken Sie täglich zwei Gläser davon sehr warm. Das löst den Husten und reinigt die Bronchien.

Zwiebelsirup mit Honig

Viele schütteln sich bei der Vorstellung, Zwiebelsaft zu trinken, und weigern sich aus Prinzip, das bewährte, einfache und billige Mittel auch nur auszuprobieren. Dabei täte diese Sorte Patient besser daran, einmal die Beipackzettel ihrer Medikamente zu lesen, denn oft enthalten diese noch viel unangenehmere Dinge.

2 Zwiebeln
200 ml Wasser
1 Eßlöffel und 1 Teelöffel Honig

Zwiebel nur so weit schälen, bis die Erde entfernt ist, in Scheiben schneiden und im Wasser mit einem Eßlöffel Honig köcheln lassen, bis der Sirup eindickt. Abseihen,wenn der Sirup nur noch gut warm ist, mit einem TL Honig nachsüßen. Kinder bekommen alle zwei Stunden einen Teelöffel, Erwachsene einen Eßlöffel.

Mit Thymian
Bei Bronchitits geben Sie einen starken Thymianzweig zum Sud.

Altershusten
Gegen Altershusten hilft die Zugabe von einem Teelöffel getrockneter und gemahlener Schlüsselblumenwurzeln.

Roher Zwiebelsaft

2 Zwiebeln

2 Teelöffel Honig

Die Zwiebeln auspressen, so daß man eine halbe Tasse frischen Zwiebelsaft erhält. Mit Honig süßen. Stündlich einen Schluck davon trinken. Diesen Saft empfiehlt die islamische Medizin.

Den ausgepreßten Zwiebelsaft mit Honig und Milch vermischen – so lautet ein weiteres Rezept gegen Grippe, Schnupfen, Husten und Halsentzündung.

Zwiebeln und Emser Salz

1 kleine Zwiebel

100 g Honig

3 Teelöffel Emser Salz

Zwiebeln kleinschneiden, mit dem Honig fünf Minuten erhitzen, aber nicht kochen, nach dem Erkalten das Emser Salz einrühren. Nehmen Sie davon morgens, mittags und abends einen Teelöffel. Das lindert den Husten und löst den Schleim.

Knoblauch-Saft

Knoblauch wirkt ähnlich wie Zwiebeln, sollte aber bei niedrigem Blutdruck nicht eingesetzt werden.

2 Knoblauchzehen

3 Eßlöffel Honig

125 ml Wasser

Knoblauchzehen hacken, mit dem Honig verrühren und im Wasser 10 Minuten kochen. Einige Stunden stehen lassen, durch ein Tuch auspressen, drei- bis fünfmal täglich einen Teelöffel davon nehmen.

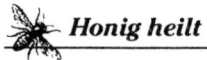

Rettichsirup

Auch Rettichsaft hilft gegen Husten, Bronchitis, Keuchhusten und fieberhafte Erkältungen. Er löst den Schleim und verbessert das Durchatmen. Die antibiotischen Inhibine im Honig unterstützen dies.

1 großer schwarzer Rettich

Honig

Es sind verschiedene Empfehlungen im Umlauf, wie man dem Rettich seine Wirkstoffe entziehen kann:

Rettich putzen oder schälen, in Scheiben schneiden, Honig darübergeben, stehen lassen – so machte es Kneipp.

Rettich aushöhlen, das Innere raspeln, einen Teil davon mit Honig vermischen, in den Rettich zurückfüllen. Stehen lassen.

Rettich putzen oder schälen, raspeln und mit Honig vermischt in einem Schälchen stehen lassen.

Vom Blattwerk her einen Trichter in den Rettich schneiden, zur Spitze mit einer dünnen Stricknadel durchstechen, einen Eßlöffel Honig einfüllen und den Rettich auf ein Glas setzen: Der Sirup tropft unten heraus.

Egal, welche Methode Sie wählen: Der Honig zieht den Saft heraus. Davon nehmen Sie alle zwei bis vier Stunden einen Eßlöffel, Kinder einen Teelöffel. Bereiten Sie den Sirup täglich neu, da er leicht schimmelt.

Meerrettichsirup

Meerrettich gilt vor allem als Mittel gegen Husten und Asthma.

50 g Meerrettich

50 g Honig

Meerrettich frisch reiben, mit Honig mischen, stehen lassen. Vom sich bildenden Saft nehmen Sie dreimal täglich einen Teelöffel.

Zitronensaft mit Honig

Bei Stirnhöhlenentzündungen hilft warmer Zitronensaft mit Honig.

Saft einer Zitrone
200 ml Wasser · 1 Eßlöffel Honig

Wasser kochen, auf 45°C abkühlen lassen. Zitronensaft mit dem Honig in einem Trinkbecher mischen, mit dem warmen Wasser aufgießen. Dreimal täglich schluckweise trinken.

Mischungen verbreitern die Wirkung der einzelnen Mittel, zum Beispiel:

Meerrettich-Zwiebel-Honig

1 Eßlöffel frisch geraspelter Meerrettich
1 kleine gehackte Zwiebel
2 Eßlöffel Honig · 100 ml Wasser

Den Meerrettich mit dem Honig mischen, die kleingehackte Zwiebel unterrühren, mit dem Wasser kurz erhitzen, abkühlen lassen. Nehmen Sie davon täglich fünfmal einen Teelöffel gegen Husten und Asthma.

Honig-Thymian-Getränk

1 Teelöffel Thymianblätter · Saft einer halben Zitrone
1 Knoblauchzehe · 1 Teelöffel Honig
200 ml Wasser

Wasser kochen, Knoblauch fein hacken, Thymianblätter und Knoblauch mit dem kochenden Wasser überbrühen, zehn Minuten ziehen lassen, abseihen. Zitrone auspressen, Honig darin lösen, zusammen im nicht mehr ganz heißen Tee lösen.

Spitzwegerichsaft

Bei Verschleimungen aller Organe hilft Spitzwegerichsaft. Sie bekommen ihn in der Apotheke und im Reformhaus, können ihn aber auch selbst zubereiten, dann ist er garantiert rein und frisch.

Dafür sammeln Sie die schmalen, von fast parallelen Adern durchzogenen Blätter. Die Pflanze wächst auf Wiesen und am Wegesrand und liebt es feucht. Drücken Sie das Sammelgut oder schneiden die Blätter in Stücke, Honig darübergeben und ziehen lassen. Vom Sirup nehmen Sie dreimal täglich einen Teelöffel. Gekauften Spitzwegerichsaft mit Honig nachsüßen.

Spitzwegerich gilt als Lungenheilpflanze. Sein Tee hilft gegen Husten, Bronchitis, Atembeschwerden und Asthma. Sie können die gesammelten Blätter auch auffädeln, trocknen lassen und für den Tee kleinschneiden.

Honig-Inhalation

Bei Bronchitis, Asthma und anderen Beschwerden der Atemorgane können Inhalationen mit Honig helfen. Auch bei chronisch Kranken konnte man damit Erfolge verbuchen.

1 Liter Wasser
200 g Honig

Wasser abkochen, auf 40°C abkühlen lassen, in eine große Schüssel geben und den Honig darin lösen. Die Schüssel auf einen niedrigen Tisch oder Stuhl stellen, sich darüber beugen und mit einem großen Tuch über dem Kopf ein Zelt bauen. Atmen Sie so zweimal täglich je 10 Minuten den heilsamen Honignebel ein: Fünf Minuten durch die Nase ein- und durch den Mund ausatmen, die zweiten fünf Minuten umgekehrt. Lassen Sie zur Ergänzung fünfmal täglich einen Teelöffel Honig im Mund zergehen. Chronische Erkrankungen behandeln Sie so ein bis zwei Monate.

Erkältungsbad

Viele ätherische Öle helfen gegen Erkältungen, aber die schleimlösenden Essenzen wirken oft auch aggressiv auf die Haut. Nie
ins Badewasser gehören Thymian, Ysop und Tea Tree. Hier ein
hautschonendes Erkältungsbad:

5 Tropfen Honigöl · 5 Tropfen Zirbelkiefer
5 Tropfen Zitrone · 5 Tropfen Eukalyptus
150 g Honig

Die Öle im Honig verrühren und ins warme Badewasser geben.

Leinsamenwickel

2 Eßlöffel geschrotete Leinsamen
2 Eßlöffel Honig

Leinsamen mit Honig verrühren, auf den Hals auftragen und mit
einem dichten Tuch locker umwickeln. Wenn Ihnen niemand
hilft, können Sie den Wickel selbst anlegen, indem Sie das Lein-
samen-Honig-Gemisch auf das Tuch streichen und es sich dann
um den Hals legen. Dieser Wickel wird gegen Halsentzündungen
empfohlen.

Honigwasser

Honigwasser war schon im Altertum bekannt: als stärkender und
erfrischender Trunk und zum Gurgeln bei Halsschmerzen. Auch
die Chinesen empfehlen:

1 Teelöffel Honig
1 Glas lauwarmes Wasser

Den Honig auflösen und das lauwarme Honigwasser gurgeln.

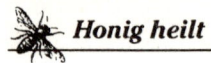

Apfelessig-Honig-Mischung

2 Eßlöffel Apfelessig

2 Eßlöffel Honig · 200 ml Wasser

Wasser kochen, auf lauwarm abkühlen lassen, Honig und Apfelessig darin verrühren. Bei Heiserkeit gurgeln und trinken.

Honig-Eier

Menschen, die zu Erkältungen neigen, empfiehlt der französische Lungenspezialist Dr. Rikor folgendes Getränk zur Stärkung der Lunge, aber auch des ganzen Organismus.

6 Eier · Saft von 10 Zitronen

200 g Honig

Die Eier müssen legefrisch sein, also direkt beim Bauern kaufen und nach dem Legedatum fragen. Eier mit der stumpfen Seite nach oben nebeneinander in ein passendes Gefäß stellen. Zitronen auspressen und das Gefäß mit dem Saft auffüllen, bis die Eier bedeckt sind.

Drei bis vier Tage stehen lassen und das Gefäß immer wieder hin und her rütteln, damit sich die Flüssigkeit durchmischt. Die Eierschalen lösen sich in der Säure auf. Wenn dies vollkommen geschehen und nur noch das Häutchen übrig ist, die Mischung durch ein Sieb passieren und den Honig unterrühren. Im Kühlschrank aufbewahren und vor jeder Mahlzeit eine halbe Tasse davon trinken.

Heiltees

Gegen Erkältungen sind viele Kräuter gewachsen. Den Spitzwegerich habe ich bereits erwähnt. Einfach anzubauen und zu ernten beziehungsweise zu sammeln sind in unseren Breiten auch die Melisse, Thymian und Salbei, Holunderblüten und Kamille. Alle Tees bekommen Sie in der Apotheke oder in gut sortierten Spezialgeschäften.

Tee-Zubereitung: Wenn nicht anders angegeben, werden die Tees mit kochendem Wasser aufgebrüht, ziehen zehn Minuten und werden dann abgeseiht. Geben Sie den Honig erst dazu, wenn der Tee auf 40 bis 45°C abgekühlt ist. Mit dem Honig kann man sich nicht nur manch bitteren Tee versüßen, sondern mit seiner antibiotischen und schleimlösenden Wirkung unterstützt er auch die Heilwirkung der Pflanzen. Süßen Sie Heiltees nie mit Zucker. Außerdem verbessert und beschleunigt der Honig die Aufnahme der Inhaltsstoffe ins Blut.

Die chinesische Medizin empfiehlt bei Erkältungen Abkochungen von Thymian oder Löwenzahn mit Honig gesüßt.

Folgende Tees sind bei uns gegen Grippe- und Erkältungskrankheiten gebräuchlich:

Holunderblütentee

Wärmt, wirkt schweißtreibend und stärkt die körpereigenen Abwehrkräfte. Sie sollten ihn vor allem im Frühjahr und Spätherbst vorbeugend trinken.

1 gehäufter Teelöffel Holunderblüten
250 ml Wasser
1 Teelöffel Honig.

Lindenblütentee

Er duftet fein und sommerlich, gibt dem Körper Wärme und fördert das Schwitzen.

1 Teelöffel Lindenblüten
250 ml Wasser · 1 Teelöffel Honig

Salbeitee

Salbei hat eine stark keimtötende Wirkung. Er löst Krämpfe und Reizhusten und beruhigt. Wenn Sie allerdings schwitzen wollen, sollten Sie keinen Salbeitee trinken: Er wirkt schweißhemmend. Der Honig hilft nicht nur, er lindert auch den leicht bitteren Geschmack, den vor allem Kinder ablehnen. Deswegen wird Salbei auch meist in Teemischungen gekocht.

Alantwurzeltee

Die Alantwurzel erleichtert quälenden Husten und löst hartnäckigen Schleim bei Bronchitis.

10 g Alantwurzel
250 ml Wasser
1 Teelöffel Honig

Feingeschnittene Alantwurzel im Wasser etwa 15 Minuten kochen. Sie können auch etwas Süßholz dazugeben. Tee abkühlen lassen und mit Honig süßen.

Eibischwurzeltee

Die Eibischwurzel hilft gegen trockenen, gereizten Hals. Die Wuzelstückchen werden kalt angesetzt:

1 Eßlöfel Eibischwurzeln
200 ml kaltes Wasser· 1 Teelöffel Honig

Eibischwurzeln und Wasser mischen, zwei bis drei Stunden bei gelegentlichem Umrühren stehenlassen, abseihen. Ergibt einen leicht geleeartigen Tee. Sie können ihn nun leicht erwärmen, dann löst sich der Honig besser. Über den Tag verteilt drei bis vier Tassen trinken oder damit gurgeln.

Auch die folgenden Heiltees helfen bei Erkältungskrankheiten: Ehrenpreis, Fenchel (schleimlösend), Hagebutte (vitaminreich), Huflattich, Isländisch Moos (gegen Heiserkeit), Kamille (reizlindernd), Königskerze/Wollblume (schleimlösend), Lungenkraut, Malvenblüten (reizlindernd), Melisse, Mistel, Schafgarbe, Schlüsselblume (Altershusten) und Thymian (Keuchhusten).

Heiltees sollten Sie nicht literweise trinken, lieber kräftiger ziehen lassen. Alle angegebenen Tees eignen sich auch zum Gurgeln oder als Basis für Gurgellösungen mit Propolis. Näheres finden Sie im Kapitel über Propolis.

Zur rechten Mischung der Tees fragen Sie Ihren Apotheker oder Therapeuten. Hier zwei Vorschläge für Kräuterteemischungen, die Sie im Herbst und Frühling vorbeugend gegen Erkältungen trinken können:

Kräuterteemischungen

10 g Lindenblüten
10 g Melisse
10 g Hagebutte
je 5 g Erdbeerblätter,
Brombeerblätter,
Holunderblüten, Hibiskus
und Fenchel

oder:

20 g Lindenblüten
20 g Kamille
je 10 g Melisse, Pfefferminze, Hagebutte
und Orangenblüten

Jeweils zwei Teelöffel davon mit einem halben Liter kochendem Wasser überbrühen, 20 Minuten ziehen lassen, abseihen, mit Honig süßen.

Haut

Honig heilt Wunden und pflegt die Haut. Das beschreibt schon ein ägyptischer Papyrus. Hippokrates empfahl Honig bei allen Verletzungen, Geschwüren und eiternden Wunden. Für Dioskorides war er das Mittel der Wahl gegen Hundebisse. Honig war Bestandteil vieler Zug- und Heilsalben in Athen, Korinth und Sparta.

Eine klinische Studie bewies 1919 das jahrtausendealte Wissen: Honig als Infektionshemmer schafft bei großen Wunden innerhalb von drei bis sechs Tagen eine bakteriologisch völlig keimfreie Wunde. Damals führte man die antibakterielle Wirkung vor allem auf Wasserstoffperoxid zurück. Mittlerweile weiß man, daß Honig auch andere antibakterielle Substanzen enthält. Besonders Tannenhonig ist aufgrund seiner Inhaltsstoffe für die Wundbehandlung zu empfehlen.

Honig erleichtert auch die praktische Behandlung der infizierten Wunden: Das Verbandmaterial klebt nicht fest, die Wunde bleibt feucht, ohne das Gewebe aufzuweichen.

Wunden, Blasen, Geschwüre, Verbrennungen

Honigfilm

Legen Sie bei kleinen Schürfwunden und Quetschungen wenn möglich keinen Verband an, sondern lassen Sie den aufgetragenen Honig an der Luft trocknen und einen Schutzfilm bilden. Honig fördert die Durchblutung und damit das Abheilen der Wunde. Er lindert Schmerzen, verhindert Entzündungen und Eiterbildung.

Breitwegerich

Breitwegerichblätter quetschen und auf die Wunde legen, das lehrte man uns als Kindern auf dem Land. Neuere Untersuchungen bestätigen dies. Kombinieren Sie Honig und Breitwegerich: Quetschen Sie einige Blätter, streichen Sie Honig auf die Unterseite und legen Sie das Blatt als Umschlag auf die Wunde.

Lebertran-Honig-Salbe

Mischen Sie Lebertran und Honig zu gleichen Teilen und tragen Sie das Gemisch auf die Wunde auf. Damit wurden sogar hartnäckig nicht heilende Wunden und eiternde Geschwüre erfolgreich behandelt. Bei wundgelaufenen Füßen hilft die Lebertran-Honig-Salbe fast über Nacht.

Die Lebertran-Honig-Mischung gilt auch als bewährtes Hausmittel für Babys wunden Po. Bei jedem Wickeln die gereizten Stellen damit bestreichen. Bei Erwachsenen die eingesalbte Wunde mit Mull-Läppchen bedecken, damit keine Salbe durchdrückt, und einbinden. Den Verband täglich wechseln.

Johanniskrautöl

Das rubinrote Johanniskrautöl hilft bei Verbrennungen und Wunden, die bereits verschorft sind, aber nur langsam heilen. Rühren Sie einen Teelöffel Öl und einen Teelöffel Waldhonig zusammen und tragen sie diese Mischung mehrmals täglich auf die verletzte Stelle auf. Das beugt auch häßlicher Narbenbildung vor.

Meerrettichsirup

Honig pur oder mit Meerrettichsaft verrührt zieht Säfte aus der Wunde und wirkt desinfizierend. Tannenhonig ist dafür zu empfehlen, er enthält besonders viele entzündungshemmende Wasserstoff- und Sauerstoffverbindungen (=Wasserstoffperoxid). Zur Verstärkung der Wirkung kann man Kohlblätter mit dem Nudelholz quetschen, bis der Saft austritt und dann auf die mit Honig bestrichene Wunde legen.

Kamillentee

Babies ab dem dritten Monat können Milchschorf, ein Ekzem, bekommen. Der Grund liegt meist in der Ernährung. Bei Stillkindern sollte die Mutter ihre Ernährungsgewohnheiten auf kritische Stoffe untersuchen. Bei Flaschenkindern kann eine ein- bis zweitägige Umstellung auf Kamillentee, gesüßt mit Honig, Linderung bringen.

Große Wunden, Furunkel

Größere Wunden wie Verbrennungen, Eiterherde, Abszesse und Furunkel können Sie ebenfalls mit Honig behandeln und verbinden. Solche Verletzungen gehören aber unter die Aufsicht eines Arztes oder Heilpraktikers.

Möhrenbrei

2 Möhren

100 g Honig

Möhren ganz fein verreiben, mit Honig vermischen, auf die Wunde aufstreichen, mit Mullauflage festhalten, verbinden.
Dieser süße Möhrenbrei hilft bei Geschwüren, offenen Beinen und Verbrennungen.

Malvenbad

4 Eßlöffel Malvenblüten

1 Liter Wasser · 4 Eßlöffel Honig

Wasser kochen, die Malvenblüten damit aufgießen, 15 Minuten ziehen lassen, abseihen. Zusammen mit dem Honig ins Badewasser geben. Lindert Furunkel und Hautgeschwüre.

Honig-Emulsion gegen Akne

Honig ist ein bekanntes Hausmittel gegen Hautunreinheiten. Er läßt Aknepusteln abheilen und beugt Entzündungen vor.

100 ml Milch
100 g Honig
Saft einer Zitrone

Honig und leicht erwärmte Milch mischen. Zitrone auspressen, zur Honigmilch geben, kräftig schütteln. Bestreichen Sie jeden Abend ihre Haut damit und waschen Sie sich morgens mit lauwarmem Wasser ab. Meiden Sie generell heißes Wasser, da dies die Poren reizt.

Weitere Rezepte für eine schöne Haut finden Sie im Kapitel „Kosmetik mit Honig".

Augen

Die Ärzte Ägyptens, Griechenlands und Roms verschrieben Honig gegen Augenleiden. Plinius d. Ältere bezeichnete ihn gar als „Himmelsmedizin für die Augen". Die medizinische Literatur berichtet beispielsweise über die Heilung eines Hornhautödems durch die Kombination Honigsalbe, Ahorn- und Acetylcholinsalbe. Das Auge gewann durch diese Behandlung seine normale Sehschärfe zurück. In Sibirien behandelte eine Gruppe Ärzte beginnenden Grauen Star teilweise erfolgreich mit sterilisiertem Honig. Die schwierige Behandlung dürfen nur Ärzte durchführen, da sie die Augen reizt und rötet.

Konkrete Empfehlungen zur Behandlung von Augenkrankheiten mit Honig gibt es nur wenige. Deswegen will ich hier auch darauf verzichten.Das Augenlicht ist viel zur wertvoll, als daß man daran ohne ärztliche Aufsicht herumexperimentieren dürfte. Nur eine Ausnahme, die man aber auch unter den Abschnitt „Haut" einreihen könnte:

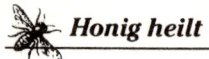

Kamillentee bei Gerstenkorn

Gerstenkorn heißt eine bestimmte Entzündung an den Augenlidrändern. Das Lid rötet sich und wird dick. In den Talgdrüsen sammelt sich Eiter, dickt ein und wird im Lauf mehrerer Tage so groß wie ein Gerstenkorn. Kamillentee lindert die Entzündung. Süßen Sie den Tee mit Honig und tupfen Sie das Gerstenkorn damit ab. Anschließend geben Sie Honig auf die Stelle. Das lindert den Schmerz und wirkt entzündungshemmend.

Herz und Kreislauf

Herz- und Kreislauferkrankungen gehören zu den verbreitetsten Krankheiten. Man weiß längst, daß zwei Dinge dagegen vorbeugen: Ausdauersport und eine vernünftige Ernährung. Ich kann Ihnen außerdem empfehlen: Essen Sie Honig. Am Morgen aufs Brot, mittags im Müsli, am Nachmittag im Kuchen und abends im Salat. Viele Ärzte, auch in Deutschland, haben in Versuchsreihen die herzstärkende Wirkung des Honigs nachgewiesen. Er hilft bei Herzschwäche, Herzrhythmusstörungen, Durchblutungsstörungen der Herzkranzgefäße, Entzündungen des Herzmuskels, Schädigungen nach Infektionskrankheiten oder Infarkten sowie bei Hypertonie und er reguliert den Blutdruck. Wenn man außerdem die negativen Auswirkungen des Industriezuckers bedenkt, fragt man sich, warum der Genuß von Honig nicht allen Herzpatienten zur Pflicht gemacht wird. In einigen Kliniken wird Honig bei schweren Herzschäden und nach Herzoperationen sogar intravenös angewendet .

In China empfiehlt man bei Kreislaufstörungen aller Art Zwiebeln mit Honig.

Zwiebelmus

1 Zwiebel · 1 Eßlöffel Honig

Zwiebeln fein zerreiben, mit Honig mischen. Nehmen Sie davon täglich dreimal einen Teelöffel.

Die chinesischen Mediziner empfehlen außerdem Zwiebelsaft (gepreßt aus rohen Zwiebeln) und Zwiebeltee, beides mit reichlich Honig gesüßt.

Apfelessig-Honig-Mischung

2 Eßlöffel Apfelessig
2 Eßlöffel Honig · 200 ml Wasser

Wasser kochen, auf lauwarm abkühlen lassen, den Honig und den Apfelessig darin verrühren. Trinken Sie zweimal täglich ein Glas. Das stärkt den Kreislauf und damit die Durchblutung.

Honig bei niedrigem Blutdruck

1 Eigelb
1 Eßlöffel Haferflocken
1 Eßlöffel Honig

Eigelb, Haferflocken und Honig miteinander verrühren. Vier bis sechs Wochen lang jeden Morgen essen.

Herzwein bei nervösen Herzbeschwerden

30 Gramm Petersilienstengel
1 Flasche Rotwein

Die Petersilienstengel kleinschneiden, in den Rotwein geben und gut verkorkt zwei Wochen ziehen lassen.

Zur Stärkung des Herzens empfiehlt sich außerdem täglich das folgende Getränk:

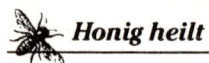

> *100 ml Petersilienwein*
> *2 Teelöffel Honig · 1 Eigelb*

Wein, Honig und Eigelb miteinander verrühren, über den Tag verteilt schluckweise trinken. Diese Mischung ist selbstverständlich nichts für Kinder und Alkoholiker, wie man überhaupt bei der Einnahme von Alkohol sehr zurückhaltend sein sollte. Er ist ein Genußmittel und kein Durstlöscher!

Verdauung

Honig hilft der Verdauung und reguliert sie, immer genau so, wie der Organismus es gerade braucht: Er lindert Geschwüre, bremst Durchfall und löst Verstopfung. Plinius der Ältere bezeichnete den Honig als „Himmelsmedizin für die Eingeweide".

Berichte über den erfolgreichen Einsatz von Honig wurden bisher gern unter „Volksmund" abgewertet, denn angeblich zerstört die Magensäure alle wertvollen Bienenfermente. Andrerseits berichten ägyptische und russische Kliniken von erfolgreichen Honigbehandlungen bei Magengeschwüren, ohne erklären zu können, wie der Honig wirkt.

Mittlerweile wurde ein Bakterienstamm als Verursacher hartnäckiger Magengeschwüre herausgefunden. Honig, so wurde im Labor nachgewiesen, bekämpft diesen Erreger erfolgreich. Interessant dabei: Nicht der reine Honig wirkt, sondern eine fünfprozentige Lösung.

Ärzte, die sich mit Honigtherapie beschäftigen, empfehlen Patienten mit Verdauungsproblemen, den Zucker in der Nahrung grundsätzlich durch Honig zu ersetzen. Anregungen und Informationen zum Kochen und Backen mit Honig finden Sie weiter hinten in diesem Buch. Für die folgenden Magen-Rezepte nehmen Sie möglichst Blütenhonig. Er enthält weniger unverdauliche Bestandteile und hat einen höheren Anteil an Pollen, der die Wirkung unterstützt.

Honig gegen Magenbeschwerden

Nehmen Sie vor jeder Mahlzeit einen Teelöffel Honig zu sich. Lassen Sie ihn langsam (!) im Mund zergehen. Dr. Jojris macht je nach Magengeschwür einen Unterschied bei der Einnahme des Honigs: Bei Magensäureüberschuß wird der Honig eineinhalb bis zwei Stunden vor den Mahlzeiten eingenommen. Ein Magengeschwür-Patient mit zuwenig Magensäure nimmt den Honig unmittelbar vor dem Essen ein.

Honigwasser gegen Reizmagen

In Japan und China wird bei gereiztem Magen das schluckweise Trinken von Honigwasser (Rezept auf Seite 139) empfohlen.

Apfelessig-Honig-Mischung

Gegen Magenreizungen hilft auch die Apfelessig-Honig-Mischung nach dem Rezept von Seite 140. Auf nüchternen Magen dreimal täglich ein Glas trinken.

Honig und Honigwasser gegen Verstopfung

Honig regt die Verdauung an. Wenn Sie viel sitzen oder unter Darmträgheit leiden, sollte Vollkornbrot mit Honig zu Ihrem täglichen Frühstück gehören. Essen Sie viel Obst und wenn es Ihnen nicht süß genug ist: Geben Sie Honig dazu. Quark und Joghurt mit Honig helfen dem trägen Darm ebenfalls auf die Sprünge. Diese Empfehlungen gelten auch ganz besonders für ältere Menschen, die sich nicht mehr so bewegen können, wie sie wollen und deshalb an Darmträgheit leiden. Trinken Sie ausreichend, gut sind leichte Kräutertees, natürlich mit Honig gesüßt.

Die chinesische Medizin empfiehlt auch bei Verstopfung Honigwasser nach dem Rezept von Seite 139: Das Wasser kochen und wieder abkühlen lassen, Honig darin auflösen, kalt trinken.

Honigwasser gegen Durchfall

Durchfall wird oft durch Bakterien ausgelöst, zum Beispiel Salmonellen oder Koli-Bakterien. Die Einnahme von Honig verkürzt die Behandlungsdauer deutlich.

Die chinesische Medizin empfiehlt auch bei Durchfall Honigwasser nach dem Rezept von Seite 139: Wasser erhitzen, auf Trinktemperatur abkühlen lassen, Honig darin lösen, schluckweise trinken.

Islamische Sufiheiler variieren das Rezept auf folgende Weise:

3 Teelöffel Ingwerpulver

5 Teelöffel gemahlener Fenchelsamen · 2 - 3 Eßlöffel Honig

Ingwer, Fenchel und Honig zu einer Paste mischen. Dreimal täglich einen Teelöffel davon einnehmen.

Eine andere Quelle gibt noch drei Teelöffel gemahlene Gewürznelken zu der Paste und empfiehlt: Eine Viertelstunde nach jeder Mahlzeit und vor dem Schlafengehen einen Teelöffel davon einnehmen.

Gut für Magen und Darm: Joghurt mit Honig

Zum Schluß des Abschnitts über die Verdauung ein denkbar einfaches „Rezept": Rühren Sie in einen Becher Joghurt einen Teelöffel Honig ein. Schmeckt wunderbar und hilft Magen und Darm. Probieren Sie auch einmal griechischen Joghurt: Er ist fester, enthält mehr Fett und schmeckt intensiver.

Leber und Galle

Die Ärzte im alten Rom empfahlen Honig unter anderem zur Entgiftung nach Opiumgenuß. Heute weiß man, warum: Honig unterstützt die Leber, weil er ihr den notwendigen Traubenzucker liefert. Lebererkrankungen sind immer eine ernsthafte Sache, deshalb sollten Sie bei einem entsprechenden Verdacht immer zum Arzt gehen. Honig begleitend eingenommen unterstützt die Therapie.

In den zwanziger Jahren wies ein Arzt nach, daß die Leber als „Putzmaschine des Körpers" (Entgiftung) nur funktioniert, wenn ihr genügend Traubenzucker zur Verfügung steht. Fehlt er, verfettet die Leber. Besser als der pure Traubenzucker wirkt Versuchen zufolge die Zucker-Mischung wie sie der Honig liefert: Traubenzucker plus Fruchtzucker. Blütenhonig enthält mehr Traubenzucker als Waldhonig. Deshalb sollten Sie ihn einnehmen, wenn Sie die Leberfunktion unterstützen wollen.

Honig beschleunigt die Entgiftung nach Behandlungen mit Medikamenten und nach Narkosen. Er baut den Alkohol im Blut schneller ab, was jetzt aber nicht als Aufforderung zu exzessivem Trinken verstanden werden soll.

Wenn Sie im Frühjahr eine Blutreinigungskur durchführen wollen, empfehlen sich die folgenden drei Rezepte:

Holundertee

10 junge Holunderblätter
½ Liter Wasser
1 Eßlöffel Honig

Am besten ist es, wenn Sie die Holunderblätter frisch vom Strauch pflücken und in schmale Streifen schneiden. Mit dem Wasser eine Viertelstunde vorsichtig sieden. Auf Trinktemperatur abkühlen lassen und den leicht bitteren Tee mit Honig süßen. Trinken Sie jeden Morgen vor dem Frühstück eine kleine Tasse, vier bis sechs Wochen lang. Der Trank reinigt das Blut, weil er die Leberfunktion unterstützt und stellt den Organismus auf Frühling um.

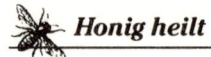

Schlüsselblumentee

1 Eßlöffel Schlüsselblumenblüten (getrocknet)

250 ml Wasser

1 Eßlöffel Honig

Wasser mit den Schlüsselblumenblüten kochen, 10 Minuten ziehen lassen, abseihen, mit Honig süßen.

Der Tee reinigt den Körper von Schleim, Schlacken, Harnsäure und anderen Abfallstoffen, die sich über den Winter im Körper angesammelt haben.

Auch die Apfelessig-Honig-Mischung nach dem Rezept von Seite 140 trägt zur Blutreinigung bei. Trinken Sie auf nüchternen Magen dreimal täglich ein Glas. Das hilft bei der Entgiftung des Organismus.

Honig gegen Lebensmittelvergiftung

Schon Dioskorides kannte den Honig als Mittel gegen Vergiftungen. Bei Verdacht auf Lebensmittelvergiftung sollten Sie allerdings sofort zum Arzt gehen. Die Einnahme von Honig soll nur die entsprechende Therapie unterstützen. Einen eventuellen Brechreiz dürfen Sie bei Verdacht auf Lebensmittelvergiftung auf keinen Fall unterdrücken, im Gegenteil: Der Körper weiß schon selbst, warum er etwas nicht mag, deshalb ist bei solchen Fällen die Unterstützung des Brechreizes geboten. Zur Unterstützung sollten Sie Honig in Obstessig lösen und alle Viertelstunde ein Glas trinken.

Leberentzündung (Hepatitis)/Gelbsucht

Medikamente, Alkohol, Umweltgifte, falsche Ernährung – wer seine Leber ständig überlastet, bekommt irgendwann eine Leberentzündung (Hepatitis). Wenn Sie Ihr Verhalten nicht ändern, kann sie chronisch werden. Die Krankheit gehört in ärztliche Behandlung. Begleitend tun Sie gut daran, Honig einzunehmen. Er stärkt die Leber und hilft beim Wiederaufbau der aktiven Leberzellen.

Dasselbe gilt bei Gelbsucht, die aus einer nicht behandelten Hepatitis entsteht.

Honig-Quark

Die Leber schmerzt nicht – leider, möchte man sagen, denn mancher Raucher oder Alkoholiker hätte sein Laster abgelegt, wenn die Leber sich bei jeder Überbelastung bemerkbar machen würde. Wenn Sie schon Ihr Laster nich lassen können, helfen Sie wenigstens Ihrer Leber, indem sie regelmäßig folgende Quarkmischung essen:

125 g Quark
1 Teelöffel Honig
1 Eßlöffel Leinsamen
nach Belieben Milch oder Mineralwasser

Leinsamen schroten, mit Quark und Honig mischen. Einmal täglich eine Woche lang essen. Wenn Ihnen der Quark zu trocken ist, rühren Sie etwas Milch oder Mineralwasser unter.

Gallenbeschwerden und Gallensteine

Die Leber entgiftet nicht nur, sie verteilt auch fast alle Stoffe, die der Verdauungsapparat aus der Nahrung herausgelöst hat. Sie bildet die zur Fettverdauung notwendige Gallenflüssigkeit. Die Gallenblase ist lediglich Speicherorgan für die Gallenflüssigkeit. Produziert die Leber zu wenig Galle, konzentriert sich die Flüssigkeit und kristallisiert: Gallensteine entstehen. Während ein großer Gallenstein oft unbemerkt in der Galle liegenblieb, schmerzen kleinere Stückchen, wenn sie in Bewegung geraten: Sie haben Gallenbeschwerden. Besonders schmerzhaft wird es,

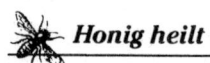

wenn kleine Steinchen in die Gallengänge gespült werden und diese verstopfen. Die Galle staut sich zurück: Gallenkolik. Wer jemals eine Gallenkolik erlebt hat, wünscht sie nicht seinem ärgsten Feind.

Honig-Dotter

1 Eidotter

2 Teelöffel Honig

Vermischen Sie den Eidotter mit dem Honig und nehmen Sie dieses Gemisch jeweils eine Stunde vor den Hauptmahlzeiten, am besten auf nüchternen Magen, ein: Dieser „Cocktail" bewirkt, daß sich die Galle zusammenzieht und entleert.

Honigmilch

Honigmilch ist ein altes Hausmittel bei schlechtem Gallenfluß und Neigung zu Gallensteinen.

200 ml Milch

3 Eßlöffel Blütenhonig

Milch abkochen, auf Trinktemperatur abkühlen lassen und den Honig einrühren. Für eine Kur trinken Sie die Honigmilch drei Wochen lang täglich zwischen den Hauptmahlzeiten.

Johanniskrauttee

1 Teelöffel Johanniskraut

200 ml Wasser · 1 Teelöffel Blütenhonig

Johanniskraut mit Wasser kalt ansetzen, kurz aufkochen und zugedeckt ziehen lassen. Mit Honig süßen. Hilft bei Leberstörungen und Gallenblasenentzündungen, hat reinigende Wirkung.

Nieren und Blase

Honig wirkt harntreibend. Er unterstützt Nieren und Blase und vollendet so die blutreinigende Wirkung: Während die Leber die Giftstoffe herausfiltert, sind Niere und Blase für die Ausscheidung zuständig.

Gegen Nierenleiden empfiehlt die Ayurvedamedizin Honigwasser nach dem Rezept auf Seite 39. Schluckweise trinken.

Meerrettichsirup

Die mitteleuropäische Volksmedizin schätzt Meerrettich als Mittel gegen Nieren- und Blasenleiden.

3 Eßlöffel Meerrettich
3 Eßlöffel Honig

Den Meerrettich reiben, mit dem Honig mischen, ziehen lassen. Davon nehmen Sie dreimal täglich einen Teelöffel ein.

Energie und Kräftigung

Honig ist Kraftnahrung, das wußten und wissen die Heilkundigen aller Länder und Zeiten. Klaudios Galenos (131 - 200 n. Chr., Pergamon) empfiehlt ihn als Kräftigungsmittel, Geriatrikum und Potenzmittel. In Griechenland war Honigwasser ein beliebtes Erfrischungsgetränk. In Indien wird bei allgemeiner Schwäche Honigwasser gereicht. In Tibet gilt Honig als Kraftspender und im Islam ist er überhaupt *das* Mittel. Die Ayurveda-Lehre empfiehlt:

1 Teelöffel Honig
1 Prise Kalmuswurzelpulver

Honig und Kalmuswurzelpulver vermischen. Morgens und abends einnehmen.

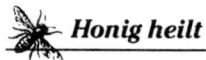

Heute kann man erklären, wie Honig stärkt: Er besteht hauptsächlich aus Einfachzucker (Monosacchariden). Diese Kohlenhydrate nimmt der Körper schnell auf. Das kann für Sportler im
oder nach dem Wettkampf ebenso wichtig sein wie für Alters-
schwache oder Menschen nach Krankheiten. Schwangere sollten
sich und dem Ungeborenen Honig gönnen.

Honig für das Gehirn

Vergeßlichkeit und Konzentrationsschwäche plagen alte Menschen, aber immer häufiger auch Kinder. An der Intelligenz liegt
es oft nicht, daß Kinder in der Schule mehr leiden als leisten. Oft
fehlt ihnen einfach die Energie. Machen Sie sich und ihren Kindern das Vollkornbrot mit Honig zur täglichen Frühstückspflicht.
Wenn Sie Müsli mögen, süßen Sie kräftig mit Honig und geben
Sie viele Nüsse dazu: Sie gelten als Hirnnahrung.

Honig gegen Müdigkeit

Folgendes Muntermacher-Rezept gebe ich ausdrücklich mit Vor-
behalt weiter, denn Alkohol sollte wirklich nur in Ausnahmefällen
als Helfer eingesetzt werden. Zu groß ist die Gefahr, daß man
sich unter Streß und Belastung daran gewöhnt.

150 ml süßer Wein · 1 Eßlöffel Wermut
1 Eßlöffel Honig

Wein leicht erwärmen, Honig darin lösen, Wermut zugeben.

Honig bei starker Abmagerung

Honig ist ein bewährtes Heilmittel bei der Bekämpfung von
Abmagerungen und Magerzuständen von Kleinkindern und Säuglingen. Auch bei unseren gefährlichen Modekrankheiten Magersucht und Eß-Brech-Sucht kann er helfen. Die alltägliche Präsenz

untergewichtiger Models in Zeitschriften setzt jungen Menschen, vor allem den Frauen, falsche Vorbilder in den Kopf. Mittlerweile sind die Erkrankungen als Sucht erkannt und werden im günstigen Fall auch entsprechend umfassend behandelt. Magersucht ist wie Alkoholismus eine Krankheit, deren akute Auswüchse man zwar eindämmen kann, mit denen man jedoch ein Leben lang zu kämpfen hat.

Honig sollte diese Patienten durchs Leben begleiten. Selbst im akuten Fall wird er leicht vom Körper aufgenommen und stärkt. Er reguliert die Magen- und Darmtätigkeit und lindert Reizungen, die das extreme Eßverhalten ausgelöst hat. Besonders bewährt bei Kindern, Kranken und alten Menschen hat sich die Kombination Apfel und Honig. Einige Rezepte:

Apfel-Honig-Saft

2 Äpfel · 2 Orangen · 2 Eßlöffel Honig

Äpfel entkernen und fein reiben. Orangen auspressen. Apfelmus und Orangensaft sollen etwa gleichviel sein, mit Honig süßen, kalt stellen. Nehmen Sie davon mehrmals täglich einen Eßlöffel.

Apfelsalat

4 Äpfel · 1 Orange · 1 Zitrone · ½ Banane
4 Eßlöffel Honig · nach Belieben: Sahne

Äpfel entkernen und reiben, Orange und Zitrone auspressen und Saft dazugeben, mit Honig süßen, Banane in Scheiben schneiden und unterrühren. Eventuell mit einem Schlag Sahne verzieren.

Honig gegen Altersschwäche

Pythagoras kennen wir aus den Mathematikstunden, aber er war kein Mathematiker, sondern wie alle hochgeachteten Menschen seiner Zeit ein Universalgelehrter. Mit 90 Jahren erklärte er, daß er ohne fortwährenden Honiggenuß dieses hohe Alter nicht erreicht hätte. Einige weitere Statistiken belegen, daß besonders alte Menschen überdurchschnittlich viel Honig gegessen haben. Nachdem sie jetzt bereits viel von der stärkenden Wirkung des flüssigen Goldes gehört haben, dürfte Sie das kaum verwundern. Wenn Sie im nächsten Kapitel über Honig in der Kosmetik lesen, werden Sie entdecken, daß Honig nicht nur ein langes Leben beschert, sondern dazu die Haut frisch und lebendig erhält.

Honig zur Stärkung der Abwehrkräfte

Ein starker Körper wird nicht krank. Honig stärkt Herz und Kreislauf, gibt Energie, hilft der Leber, die für die erste Bakterienabwehr zuständig ist, und enthält außerdem geringe Mengen natürlicher Antibiotika. Alles zusammen stärkt die Abwehrbereitschaft des Körpers, deshalb sollten auch Gesunde viel Honig essen.

Seit Aids sich ausbreitet, untersucht die Wissenschaft verstärkt das köpereigene Immunsystem und entdeckt immer wieder neue Zusammenhänge. Man nehme Mittel A um Krankheit B zu besiegen – so einfach, wie Ärzte das gerne hätten, geht das nicht. Honig ist nicht einfach, er enthält an die 200 Inhaltsstoffe in wechselnder Zusammensetzung. Diese Tatsache „bewahrt" ihn davor, als Arzneimittel zu gelten. In seiner geheimnisvollen Zusammensetzung dürfte aber auch seine besondere Kraft liegen.

Mindestens einen Löffel Honig sollten Sie täglich, am besten morgens, zu sich nehmen. Dann kann sich folgendes Sprichwort bewahrheiten: !Ein Bienenstock vertreibt zehn Ärzte." Aber der Honig kann natürlich nicht alle Sünden versüßen, die Sie Ihrem Körper zumuten.

Honig zur Bakterien- und Virenabwehr

Eine deutliche Verbesserung des Allgemeinbefindens bringt die Zehnwöchige Honigkur:

60

> *1 schwacher Teelöffel Kamille*
>
> *1 schwacher Teelöffel Schafgarbe*
>
> *100 ml Wasser · Honig*

Kamille und Schafgarbe mit gekochtem Wasser aufgießen, 10 Minuten stehen lassen, abseihen. Sie können den Tagesbedarf auch auf Vorrat kochen. Trinken Sie jeweils vor den Mahlzeiten eine halbe Tasse. In der ersten Woche süßen Sie den Tee mit einem halben Teelöffel Honig, in der zweiten mit einem Teelöffel und steigern die Honigzugabe bis zur sechsten Woche (drei Teelöffel). Dann wieder reduzieren.

Honig gegen Herpes

Das lästige Lippenbläschen ist der Ausbruch eines Virus, den die meisten Menschen in sich tragen. Nur wenn das Immunsystem geschwächt ist, kann der Virus aktiv werden.

Dagegen hilft Propolis (siehe dort). Wenn sie besonders stark darunter leiden, fragen Sie Ihren Arzt nach einer Honig-Procain-Lösung. Sie wird intravenös gespritzt und wirkte in Versuchsreihen sehr erfolgreich gegen Herpes.

Schlafstörungen

Honig ist Bestandteil vieler Rezepte, die den Schlaf bringen:

Honigmilch

> *150 ml Milch*
>
> *1 Eßlöffel Honig*

Honig in der heißen Milch lösen und vor dem Schlafengehen langsam trinken. Das baut Aggressionen ab, beruhig und wärmt den Körper.

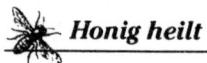

Milch-Fenchel-Honig

2 Teelöffel zerdrückte Fenchelfrüchte
250 ml Milch · 2 Eßlöffel Honig

Die Fenchelfrüchte mit der Milch aufkochen, auf Trinktemperatur abkühlen lassen, abseihen und Honig darin lösen. Vor dem Schlafengehen warm trinken.

Melissentee

Schon Kneipp wies auf die schlaffördernde Wirkung des Melissentees hin.

1 Teelöffel Melissenblätter
200 ml Wasser · 1 Teelöffel Honig

Melissenblätter mit kochendem Wasser überbrühen, zehn Minuten ziehen lassen, abseihen. Bei Trinktemperatur mit einem Teelöffel Honig süßen. Vor dem Schlafengehen ruhig trinken.

Essig-Honig-Wasser

Erschöpft und gleichzeitig nervös ist ein typisches Streßsymptom, „aufgedreht" sagt man bei kleinen Kindern abends, wenn sie den rechten Zeitpunkt zum Ins-Bett-Gehen überschritten haben. Da kann folgender Trunk, gut warm, aber nicht heiß, beruhigen:

200 ml Wasser
½ Zitrone oder 1 - 2 Eßlöffel Apfelessig
1 Eßlöffel Honig

Zitrone auspressen, mit Honig mischen und mit lauwarmem Wasser aufgießen. Statt des Zitronensaftes können Sie auch ein oder zwei Eßlöffel Apfelessig nehmen.

Honig für Haut und Haar:
Kosmetik

Haben Sie schon einmal ein Honigbad genommen oder eine Honigmaske aufgelegt? Honig fördert die Durchblutung, reinigt damit die Haut von Schlacken und wirkt gegen Entzündungen. Honigkosmetik bekommen Sie in Apotheken, Drogerien, Reformhäusern und bei gut sortierten Imkern. Aber vieles können Sie auch ganz einfach selber machen. Nachfolgend finden Sie Honigrezepte für Haut und Haar.

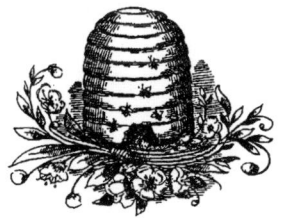

Reinigung

Mandel-Honig-Seife
(gereizte Haut)

1 Stange weiße Rasierseife · 1 Eßlöffel Rosenwasser
1 Eßlöffel Lanolin · 1 Tropfen Bittermandelöl
1 Eßlöffel süßes Mandelöl · 1 Eßlöffel Honig

Die Seife grob raspeln und mit dem Rosenwasser in einem Glas im Wasserbad schmelzen. Lanolin und Öle zufügen, unter regelmäßigem Rühren abkühlen lassen, Honig unterrühren. Auf eine geölte Marmorplatte oder Glasplatte streichen, erstarren lassen und in Stücke schneiden.

Englisches Honigwasser
(empfindliche und trockene Haut)

---

50 ml Rosenwasser · 50 ml Orangenblütenwassser

25 ml reiner Alkohol (70%)

1 Teelöffel Honig

3 Tropfen ätherisches Melissenöl

Rosen- und Orangenwasser mit dem Alkohol mischen, den Honig in die Flüssigkeit einrühren, am Ende das Melissenöl (Achtung, sehr teuer) zugeben.

Das milde aromatische Gesichtswasser belebt zarte und ermüdete Haut. Es eignet sich für trockene Altershaut und empfiehlt sich besonders als Reinigung nach der Reinigungsmilch.

Malvenwasser
(gereizte Haut)

---

1 Eßlöffel getrocknete Malvenblüten

200 ml Wasser

1 Teelöffel Honig

Wasser kochen, die Malven aufgießen, 15 Minuten ziehen lassen, abseihen, Honig darin lösen.

Eignet sich für die Säuglingspflege und als Hautpflegemittel allgemein. Lindert Hautreizungen und verleiht einen makellosen Teint.

Joghurt-Reinigung
(strapazierte Haut)

---

150 g Joghurt · 50 g Honig

Joghurt und Honig gründlich mischen, in einem Topf bei schwacher Hitze einige Minuten erwärmen, in ein Glas füllen und mindestens zwei Stunden im Kühlschrank ziehen lassen. Mit einem Wattepad aufs Gesicht auftragen, einige Minuten einwirken lassen, dann gründlich abwaschen. Wirkt besonders mild und schonend.

Honig-Zitronen-Glycerin-Saft
(gegen Sommersprossen)

250 g Honig
Saft einer Zitrone
60 ml Glycerin
60 ml reiner Alkohol (70%ig)

Glycerin und Alkohol bekommen Sie in der Apotheke. Honig leicht erwärmen, damit er schön flüssig ist, und alle Zutaten einrühren. Abends die Haut damit betupfen. Am nächsten Morgen mit lauwarmem Wasser abwaschen.

Der Saft hilft gegen Sommersprossen, wobei die Frage bleibt, warum man etwas gegen die fröhlichen Punkte im Gesicht unternehmen sollte. Außerdem hilft das Rezept gegen unreine und müde Haut.

Honig-Mandelöl-Emulsion
(trockene Haut)

2 Eßlöffel Honig
1 Eßlöffel süßes Mandelöl

Honig und Öl gründlich miteinander verrühren. Die Emulsion auf die gereinigte Haut auftragen und leicht einmassieren. Nach 30 Minuten Entspannung mit lauwarmem Wasser und einem weichen Tuch oder Baumwollwatte entfernen.

Dieses Schönheitsrezept aus Amerika nährt trockene Haut und löst alte Hautschuppen und vertrocknete Talgpfropfen.

Honig-Zitronen-Emulsion
(unreine Haut)

---
100 ml Milch
---
100 g Honig

Saft einer Zitrone

Honig und leicht erwärmte Milch mischen, Zitronensaft zugeben, kräftig schütteln. Bestreichen Sie jeden Abend ihr Gesicht damit und waschen Sie es morgens mit lauwarmem Wasser ab. Meiden Sie generell heißes Wasser, denn es reizt die Poren. Die Honig-Zitronen-Emulsion hilft gegen Pickel, Pusteln und Grindstellen.

Buttermilch-Reinigung
(strapazierte Haut)

---
250 ml Buttermilch
---
1 Eßlöffel Honig

Honig und Buttermilch gründlich miteinander verrühren. Mit einem Wattebausch auf Gesicht, Hals und eventuell Dekolleté verteilen. 10 Minuten einwirken lassen. Mit lauwarmem Wasser abwaschen.

Kamillen-Reinigungsmilch
(sensible, gereizte Haut)

---
50 g weiße Babyseife
---
250 ml destilliertes Wasser · 40 ml Olivenöl
---
30 ml süßes Mandelöl · 1 Eßlöffel Honig
---
1 Eßlöffel Kamillenblüten · 250 ml Wasser

Seife grob raspeln, mit dem Wasser mischen und über Nacht stehen lassen. Unter Rühren im Wasserbad vorsichtig erwärmen, bis sich die Seife vollständig gelöst hat. Seifenwasser etwas abkühlen lassen, Öle und den Honig einrühren. Kamillentee mit 250 ml Wasser kochen, 10 Minuten ziehen lassen, abseihen. Lauwarm unter die Seifen-Öl-Masse rühren. Die Kamillen-Reinigungsmilch hält in einer verschließbaren Flasche im Kühlschrank etwa drei Wochen.

Für die Reinigung die Milch mit einem Wattebausch aufs Gesicht auftragen, etwas einwirken lassen und mit lauwarmem Wasser abwaschen.

Masken

Wenn sie eine Maske aufgetragen haben, gönnen Sie sich und Ihrer Haut Pause. Entspannen Sie sich bei ruhiger Musik, beduften Sie Ihr Zimmer mit ätherischen Ölen.

Waschen Sie die Maske nie mit heißem Wasser ab, das reizt die Poren und fördert die Fettproduktion.

Honig-Gelee-Straffungsmaske
(kühlt und erfrischt)

3,5 g Gelatine · 30 ml Rosenwasser
20 ml destilliertes Wasser
1 Teelöffel Honig

Am einfachsten arbeiten Sie hier mit einem Wasserbad in einer Pfanne. Sie brauchen zwei Gläser, am besten Bechergläser, aber alte Marmeladengläser tun es auch. Wasser in einer Pfanne erhitzen, die beiden Gläser hineinstellen. In dem einen vorsichtig das Rosenwasser erwärmen und die Gelatine darin auflösen. Im anderen Glas den Bienenhonig im destillierten Wasser auflösen. Anschließend die beiden Flüssigkeiten mischen und unter Rühren erkalten lassen, bis die Masse geleeartig wird. Auf die Haut auftragen, ruhen. Nach 30 Minuten mit heißem Wasser abwaschen. Die Maske reicht für mehrere Anwendungen. Sie hält sich am besten im Kühlschrank und sollte vor der Anwendung etwas erwärmt werden. Sie ist gut verträglich und hilft gegen müde, schlaffe Haut. Sie kühlt und erfrischt.

Erdbeer- (oder Himbeer-) Packung
(nährt und beruhigt)

5 Erdbeeren oder eine Handvoll Himbeeren
1 Teelöffel süße Sahne
1 Teelöffel Honig

Erdbeeren gut waschen (vor allem, wenn sie gespritzt sind), fein zerdrücken, mit der Sahne und dem Honig zu einem Mus rühren und auf das Gesicht streichen. Am besten mit einer feuchten Kompresse abdecken und 20 bis 30 Minuten einwirken lassen. Mit lauwarmem Wasser abwaschen.

Die Packung nährt und beruhigt trockene, normale, empfindliche und Mischhaut. Hier wirkt nicht nur der Honig reinigend und feuchtigkeitsspendend: Das Fett der Sahne nährt die Haut zusätzlich. Der hohe Schwefelgehalt der Erdbeeren verspricht einen schönen Teint.

Vorsicht! Allergiker könnten diese Packung nicht vertragen. Zum Test eine Erdbeere direkt auf der Haut abreiben.

Weizenmehl-Maske
(reinigt und glättet)

1 Eßlöffel Weizenvollkornmehl
1 Eßlöffel Milch · 1 Eßlöffel Honig

Das Mehl möglichst frisch mahlen, Honig und Milch mischen und leicht erwärmen, mit dem Mehl zu einem dicken Brei verrühren. Den Brei auf das Gesicht auftragen, sich am besten hinlegen und 30 Minuten einwirken lassen. Danach mit lauwarmer Milch oder Kräutersud abwaschen.

Statt Milch können Sie auch abgekühlten Lindenblüten- oder Kamillentee nehmen. Wenn Sie sich davon gleich mehr aufbrühen, können Sie den Kräutersud später zum Abwaschen der Maske verwenden.

Die Weizenmehl-Maske reinigt und glättet und eignet sich besonders für Mischhaut. Bei trockener Haut keinen Kamillentee verwenden, denn Kamille trocknet aus.

Kleie-Maske
(entzündungshemmend für Mischhaut)

2 Eßlöffel Kleie
1 Eßlöffel Honig
1 Eigelb oder 1 Eßlöffel süße Sahne oder lauwarme Milch

Kleie mit Honig und Eigelb (oder Sahne oder Milch) vermischen, bis sie zum streichfähigen Brei verdickt. Auf das Gesicht auftragen und ruhend 30 Minuten einwirken lassen. Mit lauwarmer Milch oder Wasser abwaschen.

Kleie hat einen hohen Vitamingehalt und hemmt Entzündungen. Das unterstützt die Wirkung des Honigs. Die Maske nährt und erfrischt die Haut, hilft bei unreiner Mischhaut und eignet sich, mit Sahne angerührt, gut für trockene Haut.

Honigbrei-Maske
(müde und strapazierte Haut)

2 Eßlöffel Gerstenvollkornmehl
2 Eßlöffel Honig
1 Eiweiß

Honig leicht erwärmen, alle Zutaten miteinander vermischen und noch warm mit einem Pinsel auf das Gesicht streichen. 30 Minuten ruhend einwirken lassen. Mit warmem Wasser abwaschen und kalt nachspülen.

Honig-Hafer-Maske
(müde Haut)

1 Eigelb

1 Teelöffel Honig

1 Eßlöffel Hafervollkornmehl

Hafer frisch mahlen oder Haferflocken im Mixer zermahlen, mit Honig und Eigelb gründlich verrühren, auf das Gesicht streichen. Eine Stunde entspannt ruhen, anschließend mit warmem Wasser abwaschen. Diese Maske macht müde Haut wieder straff und zart.

Eigelb-Glycerin-Maske
(trockene Haut)

1 Teelöffel Honig

1 Eigelb

1 Teelöffel Glycerin (aus der Apotheke)

Zutaten mischen und glattrühren. Auf das Gesicht auftragen und eine halbe bis eine Stunde einwirken lassen, mit lauwarmem Wasser abwaschen. Nährt trockene und alte Haut und pflegt rissige Hände.

Heilerde-Maske
(strafft und reinigt)

1 Eßlöffel Heilerde · 1 Teelöffel Honig

1 Eßlöffel Rosenwasser

Heilerde mit Honig und Rosenwasser verrühren. Auf das Gesicht streichen, eventuell auch auf Hals und Dekolleté. 30 Minuten ruhend einwirken lassen, mit warmem Wasser sorgfältig abwaschen.

Eigelb-Maske
(empfindliche und trockene Haut)

1 Eigelb

1 Teelöffel Honig

einige Tropfen Olivenöl (extra vergine)

Die Zutaten gründlich miteinander verrühren, bis die Creme eine einheitliche Beschaffenheit hat. Mit dem Pinsel auftragen und 20 Minuten einwirken lassen. Danach mit warmem Wasser abspülen. Die Eigelb-Maske nährt und glättet empfindliche und trockene Haut

Honig-Eiweiß-Maske
(für fettige, unreine und Problemhaut)

1 Eiweiß

3 Eßlöffel Honig

1 Eßlöffel Weizenvollkornmehl

Eiweiß zu Eischnee schlagen, nach und nach den Honig unterschlagen. Mehl möglichst frisch mahlen, mit dem Eischnee zu einem Teig verrühren, aufs Gesicht auftragen und 30 Minuten einwirken lassen. Erst mit warmem, dann mit kaltem Wasser abwaschen.

Quark-Maske
(trockene Haut)

3 Eßlöffel Quark

1 Eßlöffel Honig

Quark und Honig verrühren und auf das Gesicht streichen. 15 Minuten entspannt ruhen und einwirken lassen. Mit lauwarmem Wasser gründlich abwaschen.

Quark-Maske
(fettige Haut)

2 Eßlöffel Magerquark

1 Eßlöffel Honig

1 Eßlöffel Zitronensaft

1 Eßlöffel Frischmilch

Alle Zutaten miteinander verrühren und auf die Haut streichen, 15 Minuten entspannt ruhen und einwirken lassen. Mit lauwarmem Wasser gründlich abspülen.

Schwedische Schönheitspackung
(reinigt und glättet)

3 Eßlöffel Quark

1 Teelöffel Sahne

1 Eßlöffel Honig

Sahne, Quark und Honig glatt miteinander verrühren und auf das Gesicht streichen. 15 bis 30 Minuten ruhen und einwirken lassen. Mit lauwarmem Wasser gründlich abspülen. Diese Packung reinigt und glättet und wird von jeder Haut gut vertragen.

Quark-Öl-Packung
(trockene und spröde Haut)

2 Eßlöffel Quark

1 Eßlöffel Honig

wenige Tropfen süßes Mandel- oder Jojoba-Öl

Quark, Honig und Öl miteinander glattrühren und auf das Gesicht streichen. 15 bis 30 Minuten einwirken lassen, mit lauwarmem Wasser abspülen. Diese Packung erfrischt und glättet trockene und spröde Haut.

Honigbäder

Honig ist ein wunderbarer Badezusatz: Er reinigt und beruhigt die Haut, lindert Entzündungen und spendet Feuchtigkeit. Honig löst sich vollständig im Wasser, Sie brauchen also keine klebrigen Rückstände zu befürchten. Sie sollten aber immer „klaren" Honig verwenden, also Honig, der nicht kristallisiert ist. Kristallisierten Honig verflüssigen Sie durch vorsichtiges Erwärmen im Wasserbad (nicht über 40 °C).

Einfaches Honigbad
(beruhigt Haut und Sinne)

150 g Honig

Für das einfache Honigbad geben Sie 150 Gramm Honig ins warme Badewasser. Zart umschmeichelt der Honigduft Ihre Nase und beruhigt Sinne und Nerven. Wenn Sie Ihrer Nase raffiniertere Kompositionen gönnen wollen, finden Sie am Ende dieses Abschnittes verschiedene Duftbad-Mischungen, die auch therapeutische Wirkung haben.

Honig-Sahne-Bad
(rückfettend)

2 Eßlöffel Honig
2 Eßlöffel Sahne

Honig und Sahne miteinander verrühren, ins Badewasser geben. Das Honig-Sahne-Bad pflegt trockene, spröde und gereizte Haut und hinterläßt ein angenehm cremiges Gefühl auf der Haut, ohne zu glänzen, wie es bei Ölbädern passieren kann.

Salz-Honigmilch-Bad
(entspannend, entschlackend)

200 g Meersalz

150 g Honig

1 l Milch

(bei trockener Haut zusätzlich 1 Eßl. Weizenkeimöl)

Salz ins Badewasser streuen, Honig in der Milch lösen, eventuell das Weizenkeimöl einrühren, ins Badewasser geben. Wirkt entspannend, entschlackt und reinigt die Haut

Französisches Honigmilch-Bad
(verwöhnt die Haut)

1 l Milch

150 g Honig

Die Milch leicht erwärmen, den Honig darin auflösen und ins Badewasser geben. Keine Angst vor klebrigen Honig-Rückständen: Honig und Milch verbinden sich vollkommen und lösen sich im Wasser. Natürlich sollten Sie die Badewanne nach einem Bad reinigen, aber nicht, weil die Milch fettet und der Honig klebt, sondern weil diese Mischung die Haut reinigt und Schmutz aus den Poren löst, der einen unappetitlichen Rand an der Badewanne hinterlassen kann. Das französische Honigmilch-Bad macht die Haut weich und zar, es verleiht ihr einen matt schimmernden Glanz.

Kräuterbad
(belebend, reinigend)

Je 2 Eßlöffel Fenchel, Heublumen, Lavendel, Lindenblüten,

Kamille, Pfefferminze, Rosmarin und Salbei

1 Liter Wasser · 200 g Honig

Kräuter mit kochenden Wasser überbrühen und 1 bis 2 Stunden stehenlassen. Abgießen und Kräuter ausdrücken, Honig im Sud lösen, ins Badewasser geben.

Dieses Bad belebt die Haut, fördert die Durchblutung und reinigt die Poren. Allergiker sollten vorsichtig mit den Blüten umgehen.

Duft- und Heilbäder

Alle empfohlenen Bäder können Sie auch „beduften", indem Sie für ein Vollbad etwa 20 Tropfen reine ätherische Öle in die Bademischung geben. Honig hat eine leicht emulgierende Wirkung, das heißt, er verbindet Wasser mit Öl, so daß die ätherischen Essenzen sich gleichmäßig im Wasser verteilen und nicht obenauf schwimmen. Sahne und Milch unterstützen die Emulsionsbildung.

Duftbäder verwöhnen nicht nur die Nase, sie wirken über das Duftzentrum im Gehirn auch auf unsere Psyche. Außerdem nehmen wir die Inhaltsstoffe der Öle über die Schleimhäute und die Haut auf. Wenn Sie neben dem Duft auch die Heilwirkung der ätherischen Öle nutzen wollen, sollten Sie auf jeden Fall natürliche Öle, möglichst aus naturnahem Anbau wählen. Mißtrauen Sie Billigangeboten, wobei man allerdings keine pauschale Preisangabe machen kann. Relativ billig sind beispielsweise Öle aus den Schalen der Zitrusfrüchte: 10 Milliliter bekommt man ab fünf Mark. Die teuersten Öle sind Melisse und Rose: Ein (!) Milliliter kostet ab 30 Mark. Für Bademischungen brauchen Sie reine ätherische Öle, keine in fetten Basisölen gelösten Duftöle.

Hier einige Vorschläge für Duftbad-Kompositionen, die heilen und verwöhnen:

Erfrischung und Stärkung: Mehr Energie verleihen Ihnen Bergamotte, Eisenkraut (=Verbena), Lavendel, Limette, Meerkiefer, Minze, Myrte, Rosmarin, Wacholder, Wiesenkönigin, Zirbelkiefer und Zitrone.

Frischer Muntermacher

10 Tropfen Wacholder · 4 Tropfen Zitrone

2 Tropfen Zirbelkiefer · 2 Tropfen Lavendel

2 Tropfen Limette

Durchblutung: Kreislaufanregend und durchblutungsfördernd wirken Birke, Engelwurz (=Angelika), Kampfer, Limette, Rosmarin, Wacholder, Wiesenkönigin und Zitrone.

Wenn Sie einmal wieder stundenlang vor dem Computer saßen und die ganze Rückenmuskulatur verkrampft und gleichzeitig der Körper abgeschlafft ist, dann mischen Sie ein Bad mit:

8 Tropfen Birke und

8 Tropfen Wiesenkönigin

Ruhe und Entspannung: Die folgenden ätherischen Öle können Sie für entspannende Bäder am Abend einsetzen: Geranie, Honigöl, Kamille (römische), Lavendel, Majoran, Melisse, Mimose, Orange (Blüte oder Schale), Rose, Rosenholz, Sandelholz, Tonka und Zedernholz.

Entspannende Hautpflegemischung

10 Tropfen Lavendel · 4 Tropfen Rosenholz

4 Tropfen Geranie · 4 Tropfen Honigöl

Streichelt Ihre Seele und Ihre Haut bei Nervosität und Reizungen.

Hautpflege: Die hautpflegende Wirkung des Honigs unterstützen Sie am besten mit folgenden ätherischen Ölen: Benzoe, Geranie, Honig, Jasmin, Kamille (deutsche und römische), Karottensamen, Lavendel, Mimose, Myrte, Orangenblüte (=Neroli), Orangenschale, Rose, Rosenholz, Sandelholz, Schafgarbe, Weihrauch und Zedernholz.

Aphrodite-Bad

Geben Sie auf das Honig-Milch- oder Honig-Sahne-Bad folgende Ölmischung:

10 Tropfen Sandelholz · 2 Tropfen Orangenblüten (leider teuer)
4 Tropfen deutsche Kamille · 4 Tropfen Karottensamen

Sexualität und Erotik: Eine sinnlich-erotisierende Wirkung wird folgenden Ölen nachgesagt: Cistrose, Jasmin, Koriander, Mimose, Moschus (gibt es nur noch synthetisch), Muskatellersalbei, Orangenblüte (=Neroli), Patchouli, Rose, Sandelholz, Tagetes, Tonka, Tuberose, Vetiver, Ylang-Ylang, Zimtblätteröl (nie Zimtrinde für Bäder verwenden, es reizt die Haut).

Orientalisch-verführerisches Bad

10 Tropfen Sandelholz · 5 Tropfen Ylang-Ylang
5 Tropfen Orangenblüten (Neroli, süß)
oder Orangenschale (frisch)

Lassen Sie sich verführen, oder verführen Sie Ihren Partner gleich mit. Diese Mischung stärkt, erotisiert und betört. Sie harmonisiert und läßt einen zu sich selbst finden. Sandelholz und Orangen „wärmen" – seelisch und körperlich.

Erkältung: Viele ätherische Öle helfen gegen Erkältungen, aber die schleimlösenden Essenzen wirken oft auch aggressiv auf die Haut. Nie ins Badewasser gehören Thymian, Ysop und Tea Tree.

Hautschonendes Erkältungsbad

5 Tropfen Honigöl · 5 Tropfen Zirbelkiefer
5 Tropfen Zitrone · 5 Tropfen Eukalyptus

Für Kinder: Die meisten Kinder haben eine Abneigung gegen scharfe, stechende Gerüche. Meist finden nur wenige ätherische Öle bei der Schnupperprobe Gnade vor ihren Geruchsnerven. Vermutlich sind ihre Geruchssinne noch feiner als die der Erwachsenen und lehnen jede Überreizung ab. Achten Sie die Vorlieben und Abneigungen Ihrer Kinder.

Die meisten kleinen Nasen mögen das ätherische Honigöl, Vanille, Aprikose und Mandarine. Lassen Sie Ihre Badewannenkapitäne die Mischung ruhig selbst zusammenstellen, bei den Zutaten kommt es nicht auf das letzte Gramm an. Ich empfehle unter den vielen Rezepten in diesem Kapitel ein Bad mit Milch oder Sahne: Wenn schon kein Schaum, dann wenigstens ein wenig Undurchsichtigkeit, damit läßt sich's herrlich spielen.

Kinderbad

3 Tropfen Kamille (römische)

4 Tropfen Mandarine

2 Tropfen Honigöl

Zuletzt meine persönliche Lieblingsmischung

3 Eßlöffel Sahne · 3 Eßlöffel Honig

10 Tropfen Bergamotte

10 Tropfen Orangenschale

5 Tropfen Zeder

Hier mischen sich schmeichelnde Sahne und sanfter Honig mit der frischen Süße der Zitrusfrüchte und der heiligen Kraft der Zeder. Ein Bad, das Streß, Hektik und graue Wolken vergessen läßt.

Honig für die Haare

Olivenöl-Packung
(trockenes, sprödes Haar)

2 Eßlöffel Honig

1 Eßlöffel Olivenöl *(extra vergine)*

Honig und Öl vermischen und in das handtuchtrockene Haar verteilen. Haare mit einem Handtuch oder einer Plastikhaube abdecken und bis zu einer Stunde einwirken lassen. Danach gründlich ausspülen und die Haare nochmal waschen.

Eigelb-Kur
(fettiges Haar)

2 Eigelb

1 Eßlöffel Honig

Eigelb und Honig miteinander verrühren, ins handtuchtrockene Haar einmassieren, mit Handtuch oder einer Plastikhaube abdecken, bis zu einer Stunde einwirken lassen. Gründlich ausspülen und die Haare nochmal waschen.

Haarfestiger

1 Teelöffel Honig

250 ml Wasser

1 Schuß Apfelessig

Zutaten mischen. Jeweils einige Spritzer davon auf das handtuchtrockene Haar auftragen, durchkämmen. Festigt das Haar.

Die Honigküche

Halten wir uns an Pfarrer Kneipp: „Eure Nahrung sei Arznei, eure Arznei Nahrung." Über die erstaunlichen Fähigkeiten des Honigs als Naturheilmittel und Kosmetikum wissen Sie mittlerweile einiges. Nun liegt es an Ihnen, dem Honig als alltäglichem Heilmittel den rechten Platz in der Küche zuzuweisen.

Industriell hergestellter Zucker ist ein Vitamin- und Kalziumräuber. Zwar ist das Ausgangsprodukt natürlich, die Zuckerrübe oder das Zuckerrohr beispielsweise, aber in der Raffinerie wird den Pflanzen alles entzogen, was nicht reiner Zucker ist. Zurück bleibt ein Zweifachzucker, den der Körper nur unter Einsatz von Vitaminen und Kalzium verwerten kann.

Mit Honig tut sich unsere Verdauung viel leichter: Seine Hauptbestandteile neben Wasser sind Fruchtzucker und Traubenzucker, beides Einfachzucker, welche der Organismus schnell verwertet. Dazu liefert Honig rund 180 weitere wertvolle Stoffe.

In fast allen Rezepten ist Zucker mühelos durch Honig zu ersetzen. Die nachfolgenden Rezepte sollen Sie anregen, mehr Honig zu verwenden. Das süße Gold ist nicht nur am Frühstückstisch und in der Backstube wichtig. Es verleiht auch Fleisch und Fisch, Salat und Gemüse eine besondere Note. Probieren Sie es aus.

Wenn Sie in eigenen Rezeptsammlungen Zucker durch Honig ersetzen, geht das in der Regel 1:1. Es gibt aber auch Köche, die empfehlen, weniger Honig als Zucker zu nehmen. Sie begründen das mit der angeblich höheren Süßkraft des Bienenprodukts. Ich denke, das liegt – wenn es denn stimmt – daran, daß Honig einen intensiveren Geschmack hat. Lassen Sie Ihre Geschmacksnerven entscheiden. Über Geschmack läßt sich bekanntlich nicht streiten.

Frühstück

Frühstücken Sie wie ein Kaiser oder brauchen Sie morgens nur ganz wenig? Keine Sorge, ich halte hier keinen Vortrag, was „richtig" ist. Ich bin überzeugt davon, daß jeder Körper selbst sagt, was ihm guttut.

Wenn Sie am Vormittag unter Völlegefühl leiden, sollten Sie Ihr Frühstück etwas reduzieren und dem Magen mit einem Glas lauwarmem Honigwasser bei der Verdauung helfen. Essen Sie nicht so fett, probieren Sie es mal mit Obst am Morgen.

Wenn Sie umgekehrt den Mittag sehnsüchtig und mit knurrendem Magen erwarten, war Ihr Frühstück zu schmal. Essen Sie Müsli mit Nüssen und Flocken oder gönnen Sie sich eine Zwischenmahlzeit, einen Honigjoghurt zum Beispiel. Den können Sie auch am Arbeitsplatz problemlos „dazwischenschieben".

Honig-Joghurt

1 Becher Joghurt (3,5 %)
2 Teelöffel Honig
nach Belieben 1 Eßlöffel Haferflocken

Honig kräftig unterrühren. Nomalerweise ist der Joghurt dann so flüssig, daß Sie ihn trinken können.

Genießen Sie zum Frühstück Ihr Honigbrot und machen Sie Ihren Geschmacksnerven das Vergnügen, verschiedene Sorten auf verschiedenem Brot auszuprobieren. Es liegen Welten zwischen dem Buttertoast mit Lindenblütenhonig und dem Pumpernickel mit Tannenhonig.

Marmelade und Konfitüre bestehen in der Regel zu mindestens 60 Prozent (!) aus Zucker. Hier finden Sie ein paar Vorschläge für Honig-Brotaufstriche.

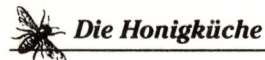

Butterhonig

100 g Butter

100 g Blütenhonig

Beides stehenlassen, bis es Zimmertemperatur hat. Am einfachsten geben Sie Honig und Butter bereits zum Verrühren in ein Honigglas, dann müssen Sie danach nicht mehr umfüllen und haben kein klebriges Geschirr. Verrühren Sie Butter und Honig so lange, bis sie sich vollkommen vermischt haben. Im Kühlschrank aufbewahren.

Als Butterhonig ist die Butter jederzeit streichfähig und der Honig läuft nicht vom Brot.

Haferflocken-Apfel-Mus

Diesen Brotaufstrich mit Äpfeln mögen Kinder gern. Er regt bei schlechten Essern und schwachen Menschen die Verdauung an.

4 Äpfel · 4 Eßlöffel Haferflocken

4 Eßlöffel Honig · 1 Becher Joghurt · 1 Vanilleschote

Äpfel entkernen, kleinschneiden und vorsichtig dünsten, noch warm mit Haferflocken, Joghurt und dem Mark der Vanilleschote mischen, Honig zum Schluß unterrühren. Schmeckt pur oder als leckerer Brotaufstich.

Apfel-Honig-Käse-Creme

200 g Frischkäse

2 Eßlöffel Honig · 1 Apfel

Frischkäse mit dem Honig glattrühren, Apfel entkernen und fein reiben, mit der Creme vermischen. Schmeckt pur (mit einem Schlag Sahne) oder als Brotaufstrich.

Hagebuttenmark

Hagebutten haben viel mehr Vitamin C als alle anderen Früchte und Gemüse. Nehmen Sie für das folgende Rezept gekauftes, aber unbedingt pures Mark oder machen Sie sich die Mühe, die roten Früchte im Herbst zu sammeln und von Kernen und Schalen zu befreien.

---
300 g ungezuckertes Hagebuttenmark
200 - 300 g Honig

Hagebuttenmark und Honig glatt verrühren. Nehmen Sie von flüssigem Blütenhonig mehr, von zähem Waldhonig weniger. Fertiges Mus in ein Glas füllen und im Kühlschrank aufbewahren.

Marmelade
(ohne Zucker)

---
1 kg reife Früchte · 300 - 500 g Honig (Akazien, Klee, Raps)
evtl. Saft einer Zitrone · 15 g Agar-Agar oder anderes Geliermittel
evtl. Gewürze, z.B. Anis, Ingwer, Vanille, Zimt

Die Honigmenge richtet sich nach der Süße der Früchte. Stachelbeeren, Johannisbeeren, Rhabarber, Holunder oder Sauerkirschen brauchen mehr, Erdbeeren, Heidelbeeren oder Aprikosen weniger Honig. Nehmen Sie nicht den edelsten Honig, denn durch das Kochen verliert er viel von seinen wertvollen Enzymen. Dennoch ist die Zuckermischung im Honig inclusive Mineralien immer gesünder als der Industriezucker.

Früchte säubern und zerkleinern, mit Honig mischen, über Nacht stehenlassen. Frucht-Honig-Mischung erhitzen und 5 Minuten köcheln lassen. Bei süßen Früchten Zitronensaft und nach Belieben Gewürze zugeben. Topf vom Herd nehmen, Agar-Agar in etwas Wasser anrühren und zugeben. Andere Geliermittel nach Gebrauchsanweisung verwenden.

Marmelade in heiß ausgespülte Gläser mit Schraubverschluß füllen. Zum Abkühlen auf den Kopf stellen. Diese Marmelade mit Honig enthält nur etwa halb soviel Zucker wie herkömmliche Marmeladen, deshalb öfter kleine Mengen frisch kochen. Sie können auch eingefrorenes Obst gut verwenden. Marmelade kühl und dunkel, angebrochene Gläser im Kühlschrank aufbewahren.

Preiselbeermarmelade

Preiselbeeren schmecken gut zu dunklem Fleisch, zu überbackenem Camembert und zu Kartoffelpuffern. Sie werden roh gerührt.

1 kg Preiselbeeren
600 g Honig

Preiselbeeren waschen, verlesen und auf einem Tuch zum Trocknen ausbreiten. Beeren zerquetschen und allmählich den Honig zurühren. Am Ende müssen alle Beeren zerquetscht sein, der Honig muß sich vollständig mit dem Beerensaft verbinden. In Gläser füllen und über Nacht stehen lassen, damit die eingerührte Luft aufsteigen kann. Gläser randvoll füllen und gut verschließen. Normalerweise schimmeln Preiselbeeren nicht, weil sie Stoffe enthalten, die gegen Schimmel wirken.

Gorgonzola-Honig-Brot

Nicht erschrecken: Bestreichen Sie Ihr Brot mit Gorgonzola und Honig. Am besten schmeckt die ungewöhnliche Kombination auf dunklem Vollkornbrot oder Pumpernickel.

Für meine Geschmacksnerven verbinden sich der blauschimmelige Käse und der intensive Honig perfekt. Ich habe die Kombination einem angeheirateten Onkel in Spanien abgeschaut. Probieren Sie es aus.

Müsli

Beim Wort Müsli rümpfen viele die Nase: Klingt gesund, trocken und körnig und schmeckt nicht. Gegen Vorurteile ist kein Kraut gewachsen. Auch Körner können saftig sein, nicht jedes Müsli enthält Körner, und es gibt auch gesunde Sachen, die schmekken. Nachfolgend einige Rezepte zum Einstieg, Variationsmöglichkeiten – unendlich!

Müsli nach Pfarrer Kneipp

250 g Quark · 3 Eßlöffel Honig

1 Apfel · 125 ml Milch · 1 Eßlöffel Zitronensaft

1 Eßlöffel Vollkornhaferflocken

1 Teelöffel Leinsamen geschrotet · 1 Eßlöffel Nüsse

Apfel entkernen und fein reiben, mit Zitronensaft beträufeln. Honig und Quark verrühren, alle Zutaten miteinander mischen.

Bircher-Müsli

Das Birchermüsli gibt es nicht. Birchermüsli ist vielmehr eine Kombination von frischem Obst (meist Äpfeln) und einer Soße. Allein neun Grundsoßen kannte Dr. Bircher-Benner und wies ausdrücklich darauf hin, daß Variationen möglich seien. Hier mein persönlicher Favorit:

200 g Joghurt · 1 Teelöffel Honig · 1 Eßlöffel Zitronensaft

1 Eßlöffel Haferflocken · Saft einer halben Orange

1 Apfel · 1 Banane · 1 Eßlöffel Haselnüsse

Soße in einer Schüsel zusammenrühren. Banane zerdrücken und untermischen. Apfel waschen, Blüte und Stiel entfernen, Apfel mit Kerngehäuse (!) direkt in die Soße reiben. Sofort verrühren, das Obst darf nicht braun werden. Haselnüsse darüberstreuen. Nur frisch essen.

Sprossenfrühstück nach R. Nöcker

Sprossen kann man mühelos selbst ziehen. Sie enthalten sehr viele Vitamine und Enzyme und sind deshalb besonders im Winter hochwillkommene Nährstofflieferanten.

---
100 g Joghurt · 1 Teelöffel Honig · 1 Tasse Sonnenblumensprossen

1 Tasse Weizensprossen · 1 Tasse Luzernensprossen

2 kleingeschnittene Feigen

Joghurt und Honig glatt verrühren, Feigen dazurühren. Sprossen mischen und unter den Joghurt heben.

Beerenmüsli I

---
240 g Sechs-Korn-Mischung geschrotet

20 g Sonnenblumenkerne

400 g verschiedene Beeren (frisch oder aus der Tiefkühltruhe)

200 ml Sahne · 4 Eßlöffel Waldhonig

Das Sechs-Korn-Schrot mit Wasser bedecken und über Nacht einweichen, am Morgen die Sonnenblumenkerne dazugeben. Den Honig vorsichtig in der Sahne verquirlen, aber die Sahne dabei nicht steif schlagen. Die Beeren auf vier Teller verteilen, Honigsahne darübergießen und die Körnermischung unterheben.

Beerenmüsli II
(mit Knusperflocken)

---
4 Eßlöffel Blütenhonig

500 g gemischte Beeren (frisch oder aus der Tiefkühltruhe)

250 g Quark (20 %) · 150 g Joghurt

1 Eßlöffel Mandeln gehobelt

4 Eßlöffel Vollkornhaferflocken · 2 Eßlöffel Butter

Butter in der Pfanne schmelzen, 2 Eßlöffel Honig, Mandeln und Haferflocken zugeben und karamelisieren lassen. Währenddessen Quark mit Joghurt und zwei Eßlöffeln Honig verrühren, Beeren vorsichtig unterheben und auf vier Teller verteilen. Knusprige Flocken darüberstreuen und sofort servieren.

Sie können die Knusperflocken auch auf Vorrat machen: Nach dem Karamelisieren auf eine Alufolie legen und trocknen lassen. Luftdicht verschlossen aufbewahren.

Nuß-Müsli

4 Eßlöffel Rapshonig · 3 Eßlöffel Walnußkerne

2 Eßlöffel Erdnußkerne (ungesalzen) · 1 Eßlöffel Mandeln

500 g Joghurt · 1 Eßlöffel Zitronensaft · 500 g Erdbeeren

200 g Sechskornflockenmischung · 2 Eßlöffel Rosinen

1 Eßlöffel Walnüsse hacken und beiseite legen. Die restlichen Walnüsse, Mandeln und Erdnüsse fein mahlen. Honig im Joghurt lösen, mit Zitronensaft zu den gemahlenen Nüssen geben, gründlich verrühren. Erdbeeren waschen, in Stücke schneiden, mit den Flocken und den Rosinen mischen, auf vier Teller verteilen. Nußjoghurt darüber verteilen, mit gehackten Walnüssen bestreuen.

Morgentrank

Haben Sie Kinder, die das Honigbrot morgens unberührt stehenlassen, nur schnell etwas trinken und sich dann hektisch auf den Schulweg begeben? Dann versuchen Sie es mit folgendem Getränk, damit wenigstens ein bißchen Energie den Spaß an und die Leistungen in der Schule hebt.

250 ml Vollmilch · 1 Eigelb

1 Eßlöffel zarte Haferflocken · 2 Eßlöffel Honig

Alles gründlich miteinander verquirlen.

Salate und Gemüse

Süßsauer, fruchtig, eingelegt, konserviert – im ersten Moment denkt bei Salaten und Gemüse niemand an Zucker, aber wenn Sie einmal im Supermarkt Gemüsekonserven in die Hand nehmen, dann werden Sie feststellen, daß fast überall Industriezucker enthalten ist: des Geschmackes und der Haltbarkeit wegen. Selbstverständlich könnte man auch überall Honig nehmen, aber der ist teurer, stellt Ansprüche an die Lagerbedingungen und ist maschinell nicht so einfach zu verarbeiten wie Zucker.

Wie schon mehrmals gesagt: Sie können Zucker überall durch Honig ersetzen. Für kalte Gerichte eignet sich der dünnflüssige, helle Akazienhonig besonders gut. Nachfolgend einige ausgesuchte Rezepte rund um Salat und Gemüse. Bei der Auswahl habe ich heimische Sorten bevorzugt. Aber was heißt schon heimisch? Welches Kind weiß heute noch, wie Mangold aussieht?

Gewürzessig

Basis vieler Salate ist der Essig. Machen Sie sich doch Ihren eigenen. Sie brauchen dazu eine bauchige 5-Liter-Glasflasche, die höchstens zu zwei Dritteln gefüllt werden sollte. Natürlich können Sie auch eine kleinere Flasche nehmen und die Mengen reduzieren. Wichtig ist nur, daß genügend Sauerstoff an die Essigoberfläche kommt.

2 Liter Met · 1 Liter weiches Wasser oder Apfelsaft
300 ml Essigkultur (Acetobacter rancens)
Je einen Zweig Dill, Estragon,
Bohnenkraut und/oder Petersilie

Die Flasche sehr sorgfältig reinigen. Die Kräuter säubern, aber nicht waschen, in die Flasche geben. Das Wasser entkalken (Kohlefilter) und abkochen. Wenn Sie Apfelsaft nehmen: Er darf weder Konservierungsstoffe enthalten noch geschwefelt sein. Saft oder

Wasser lauwarm in die Flasche geben, mit Honigwein aufgießen, Essigkultur zugeben und alles vermischen, indem Sie die Flasche schwenken. Öffnung zudecken, aber nicht verschließen.

Am besten gärt der Essig bei etwa 30°C. Schwenken Sie die Flasche regelmäßig, so kommt mehr Sauerstoff an den Essig und er gärt schneller und gleichmäßiger. Unter optimalen Bedingungen ist der Alkohol nach 8 bis 10 Tagen vergärt. Füllen Sie den Essig in kleinere Flaschen ab. Sie können frische Zweige in die Flasche geben oder die aus der Gärung nehmen.

Lassen Sie im Gärballon einen Rest zurück. Die darin enthaltenen Bakterien starten Ihre nächste Essigproduktion. Wenn sich ein glibberiger Satz bildet, ist das ein gutes Zeichen: Dies ist die sogenannte Essigmutter, welche früher in allen Haushalten sorgfältig gehütet wurde.

Essiggurken

3 kg kleine Einlegegurken · 4 Zwiebeln
1 Liter Gurkenessig (oder obenstehenden Gewürzessig
mit Dillblüten, Estragon, Lorbeerblättern, Senf- und
Pimentkörnern angesetzt)
3 Eßlöffel Honig
70 g Salz

Einlegegurken gründlich bürsten und putzen. Zwiebeln schälen, in dicke Scheiben schneiden. Beides in sauber geputzte Weckgläser einschichten. Essig mit Honig und Salz verrühren, über die Gurken geben und damit bedecken. Die Gläser luftdicht verschließen und im Einmachtopf bei 80°C etwa 30 Minuten sterilisieren.

Joghurt-Kräuter-Dressing

Honig am Salatdressing rundet den Geschmack ab, macht Soßen sämig und verbessert die Aufnahme der wertvollen Inhaltsstoffe in den Organismus.

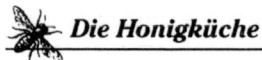

100 g Joghurt · 3 Eßlöffel Sahne

Saft einer halben Zitrone · 2 Eßlöffel Petersilie

2 Eßlöffel Schnittlauch · 1 Teelöffel Honig

Salz und Pfeffer

Die Petersilie fein schneiden, Schnittlauch in Röllchen schneiden. Alle Zutaten mischen und mit Salz und Pfeffer abschmecken. Dieses Dressing paßt gut zu Tomaten, Gurken und Paprika.

Frischkost-Dressing

100g saure Sahne oder Crème fraîche

Saft einer halben Zitrone

1 Teelöffel Honig · 1 Prise Salz

Zitronensaft mit Sahne, Honig und Salz fein verrühren. Dieses Dressing harmoniert gut mit geraspelter Frischkost. Hier einige Vorschläge:

Süßer Selleriesalat

1 kleine Sellerieknolle · 2 reife Birnen oder 1 großer Apfel

50 g Walnußkerne · Frischkost-Dressing

Sellerie schälen und raspeln. Birnen vierteln, entkernen und klein würfeln oder Äpfel entkernen und raspeln. Nüsse zerdrücken. Salatsoße anrühren und alles mischen.

Rote-Bete-Salat

500 g Rote Bete · 1 Stück Meerrettich

Frischkost-Dressing

Meerrettich fein reiben, unter die Soße rühren. Rote Bete schälen und in die Soße raspeln.

Oranger Rübensalat

½ Steckrübe · 2 Möhren · 1 Orange

2 Eßlöffel Kürbiskerne · 100 g Joghurt

1 Messerspitze Ingwer · Schwarzer Pfeffer

Frischkost-Dressing

Steckrübe und Möhren schälen und raspeln, die Orange schälen und in feine Würfel schneiden. Zum Frischkost-Dressing einen Becher Joghurt, einen zweiten Teelöffel Honig und den Ingwer geben, mit den Orangen und den Rüben mischen. Kürbiskerne gehackt darüber streuen, schwarzen Pfeffer darübermahlen.

Bunter Wurzelsalat

¼ Sellerie · 2 Möhren

1 kleine Rote Bete · 1 Apfel

2 Eßlöffel Kürbiskerne · Frischkost-Dressing

Gemüse und Obst putzen, alles raspeln, mit dem Dressing vermischen, durchziehen lassen, nochmal mischen und Kürbiskerne darüberstreuen.

Honig-Dressing

3 Eßlöffel Blütenhonig

1 Eßlöffel Wein- oder Obstessig

3 Eßlöffel Öl

1 Teelöffel scharfer Senf

1 Teelöffel Kräutersalz

Den Honig mit Öl, Essig und Senf gründlich verrühren, am Ende das Salz zugeben.

Dieses Dressing ist sehr süß und daher nicht jedermanns Geschmack. Es paßt gut zu Kopfsalat, Chinakohl und milden Rohkostsalaten wie zum Beispiel:

Kohlrabi-Möhren-Salat

2 Kohlrabi
4 Möhren
50 g Walnußkerne
Honig-Dressing

Soße anrühren, Kohlrabi schälen, Möhren putzen und beides in die Soße raspeln, Walnüsse zerdrücken und darüberstreuen.

Einfache Salatsoße

1 Eßlöffel Essig · 2 Eßlöffel Öl
1 Teelöffel Honig
Salz und Pfeffer
nach Belieben 1 Teelöffel Senf
1 Zwiebel oder Knoblauchzehe
Kräuter wie Dill, Petersilie, Schnittlauch

Vermischen Sie zuerst Essig, Öl und Honig, bis eine milchige, dickflüssige Soße entsteht. Dabei garantiert die leicht emulgierende Wirkung des Honigs, daß sich Essig und Öl gleichmäßig zu einer sämigen Soße verbinden. Mit Salz und Pfeffer abschmekken.

Auf dieser Basis können Sie scharfe, würzige oder kräuterreiche Soßen für die verschiedensten Salate mischen. Ein Beispiel:

Endiviensalat

Ich werde nie verstehen, warum im Winter lasche Kopfsalat-Köpfe im Supermarkt angeboten (und auch gekauft) werden, Endiviensalat aber leider immer öfter nicht zum Sortiment gehört, obwohl der robuste Salat es bis in den Herbst hinein im Freiland aushält, viele Mineralien und Vitamine enthält und schnell zubereitet ist.

Salatkopf vierteln, angetrocknete Spitzen und welke äußere Blätter abzupfen, von den Blattspitzen her in feine Streifen schneiden, Strunk wegwerfen. Zügig in handwarmem Wasser (das nimmt die Bitterstoffe) und ein zweites Mal in kaltem Wasser waschen. Salatschüssel mit einer Knoblauchzehe ausreiben. Zum Basisrezept Salatsoße (mit Waldhonig!) einen Teelöffel scharfen Dijon-Senf unterrühren. Für einen großen Salatkopf und viele Gäste brauchen Sie die doppelte Menge Salatsoße.

Rotkohl-Frucht-Salat

Ein wohlschmeckendes Doping im Winter: Dieser Salat ist preiswert, enthält viele Vitamine, vor allem Vitamin C, und macht mit seiner kräftigen Farbe gute Laune.

1 kleiner Rotkohl (Blaukraut)
1 Apfel · 1 Banane
1 Orange · Saft einer weiteren Orange · Saft einer Zitrone
1 Zwiebel · 2 Eßlöffel Öl
2 Eßlöffel Honig

Rotkohl in feine Streifen schneiden, Apfel und Orange würfeln, Banane halbieren und in Scheiben schneiden, mischen. Zwiebel fein schneiden, mit Öl, Säften und Honig gründlich verrühren, unter den Salat und die Früchte heben. Mit reichlich frisch gemahlenem Pfeffer abschmecken. Ziehen lassen.

Möhren-Fenchel-Frischkost

1 Fenchelknolle mit Grün (250g)
5 kleine Möhren (250 g)
1 Teelöffel Honig
Saft einer Zitrone
2 Eßlöffel Öl

Fenchel waschen, Strunk und harte Teile wegschneiden, in feine Streifen schneiden. Fenchelgrün kleinschneiden und beiseite legen. Die Möhren schrubben (möglichst nicht schälen) und grob raspeln. Zitronensaft mit Honig und Öl mischen, unter den Salat heben, das Fenchelgrün als Dekoration darüberstreuen.

Warmer Kartoffelsalat

1 kg kleine neue Kartoffeln (festkochende Sorte)
1 milde Zwiebel · 1 Bund Radieschen · 1 Bund Petersilie
4 Blätter junges Selleriegrün
4 Eßlöffel (Honig-)Weinessig
125 ml Brühe · 2 Eßlöffel Honig
3 Eßlöffel ausgelassene Speckgrieben
Salz und Pfeffer

Kartoffeln kochen, schälen, vierteln. Essig, Brühe, Honig, Grieben und Salz zusammen in einem Topf erhitzen, über die Kartoffeln geben und vermischen. Zwiebel schälen und würfeln, Petersilie hacken, Sellerieblätter kleinschneiden, Radieschen halbieren, alles unter die Kartoffeln heben.

Himmel und Erde

Seinen Namen hat dieses bodenständige Gericht von den Himmelsfrüchten (Äpfel) und den Erdäpfeln (Bayerisch für Kartoffeln).

750 g mehlige Kartoffeln · Salz
750 g säuerliche Äpfel
3 Eßlöffel Honig · 1 Zimtstange
2 Eßlöffel Butter
500 g Blutwurst oder geräucherter Bauchspeck
1 große Zwiebel · 1 Eßlöffel Schweineschmalz

Kartoffeln schälen, vierteln und in Salzwasser garen. Äpfel schälen, achteln, entkernen und in wenig Wasser mit Honig und Zimt weichkochen. Kartoffeln abgießen, durch die Kartoffelpresse drücken und mit der Butter vermengen. Zimtstange aus den Äpfeln nehmen, das Apfelkompott unter die Kartoffeln heben. Blutwurst in Scheiben, Bauchspeck in Streifen schneiden. Zwiebel schälen und in Ringe schneiden. Schmalz in einer großen Pfanne erhitzen, Wurst bzw. Speck von beiden Seiten braten, an den Rand der Pfanne schieben, die Zwiebelringe braten. Wurst/Speck, Zwiebeln und Fett über die Kartoffeln geben.

Mischgemüse

300 g Lauch · 300 g Sojasprossen
300 g Broccoli · 1 Knoblauchzehe
4 Eßlöffel Öl · 1 Eßlöffel Honig
1 Teelöffel Sojasoße · Salz und Pfeffer

Gemüse waschen und putzen, Lauch in Rollen schneiden, Broccoli in mundgerechte Röschen zerteilen. Knoblauchzehe fein hacken. Gemüse in einer Pfanne im Öl anbraten. Restliche Zutaten und Gewürze verrühren und Gemüse damit aufgießen. Zugedeckt bei niedriger Hitze garen. Am Schluß den Deckel abnehmen, bis die Flüssigkeit verdampft ist und das Gemüse einen glasig-karamelligen Überzug hat.

Honig-Sauerkraut

750 g Sauerkraut · 2 große Zwiebeln
75 g Butter
250 ml Apfelwein
10 Wacholderbeeren
Kümmel · Nelken gemahlen · Rosmarin · Salz und Pfeffer
50 g Honig · 1 Eßlöffel Öl

Zwiebeln schälen und kleinschneiden, Butter im Topf schmelzen und die Zwiebeln darin glasig dünsten. Sauerkraut kurz mit anbraten, Gewürze und Wein zugeben, umrühren, etwa 50 Minuten auf kleiner Flamme zugedeckt köcheln lassen. Die Brühe abgießen, Honig und Öl unters Kraut heben. Mit Salz und Pfeffer würzen.

Apfel-Zwiebel-Gemüse

400 g Äpfel
400 g Zwiebeln
2 Eßlöffel Honig
Olivenöl
Salz · Paprika

Äpfel schälen, vierteln, entkernen, in Scheiben schneiden. Zwiebeln schälen und in Scheiben schneiden. Öl in der Pfanne erhitzen. Äpfel und Zwiebeln darin braten, mit Salz und reichlich Paprika würzen, zum Schluß den Honig dazugeben, servieren. Paßt gut zu gebackener Leber.

Glasiertes Gemüse

500 g Gemüse, z.B. kleine Möhren,
Zuckererbsen, junge Bohnen, Broccoliröschen,
Kohlrabi, Rosenkohl
Salzwasser
1 Eßlöffel Butter
1 Eßlöffel Honig

Das Gemüse in Salzwasser garen, abgießen. Butter in einer Pfanne zerlassen, Honig einrühren, Gemüse darin schwenken und als Beilage servieren.

Kandierte Zwiebeln

4 Eßlöffel Lindenblütenhonig
250 g kleine Perlzwiebeln oder Schalotten
2 Eßlöffel Butter
1 Prise Salz
1 Prise Cayennepfeffer
2 Eßlöffel Rosinen
4 Eßlöffel fruchtiger Weißwein
1 Thymianzweig
2 Eßlöffel Sesam
schwarzer Pfeffer

Zwiebeln schälen. Butter in einer schweren Kasserole schmelzen, Honig, Salz, Cayennepfeffer, Rosinen, Wein und Thymian zugeben und fünf Minuten köcheln. Mit den Zwiebeln weitere fünf Minuten kochen. Sesam ohne Fett in einer heißen Pfanne goldbraun rösten. Zwiebeln in eine flache Schale geben, Thymianzweig wegnehmen, schwarzen Pfeffer darübermahlen und mit Sesam bestreuen.

Eignet sich als Beilage zu Fisch oder als kleine Vorspeise mit Baguette.

Schwarzwurzelgemüse

1 kg Schwarzwurzeln
Salzwasser · Essig
Saft einer Zitrone
2 Eßlöffel Weizenvollkornmehl
2 Eßlöffel Butter
125 ml Sahne · 100 ml Milch
1 Eßlöffel Honig
Salz und Muskatnuß
nach Belieben 1 Eßlöffel geriebener Meerrettich

Schwarzwurzeln waschen, schälen, in Essigwasser einlegen, damit sie nicht braun werden. In mundgerechte Stücke schneiden, in Salzwasser mit Zitronensaft zugedeckt in 10 bis 15 Minuten weichkochen. Währenddessen Butter in einem Topf schmelzen, Mehl mit anschwitzen, nach und nach erst die Milch, dann die Sahne dazurühren. Immer wieder glattrühren, damit es keine Klümpchen gibt. Honig, gegebenenfalls Meerrettich unterrühren, mit Salz und geriebener Muskatnuß würzen, über die abgetropften Schwarzwurzeln gießen und sofort servieren.

Kürbis gebacken

1 kg oranger Kürbis (Oranger Knirps)
schwarzer Pfeffer · Salz · Ingwerpulver
1 frischer Zweig Rosmarin
3 Eßlöffel Rosmarinhonig · Butter

Kürbis schälen, entkernen, in feine Schnitze schneiden. In eine gebutterte Gratinform schichten. Salz, eine Prise Ingwerpulver, frisch gemahlenen Pfeffer und abgezupfte Rosmarinnadeln mit dem leicht erwärmten Honig mischen und über den Kürbis gießen. Im vorgeheizten Backofen bei 190°C etwa 20 Minuten backen, bis der Kürbis weich ist.

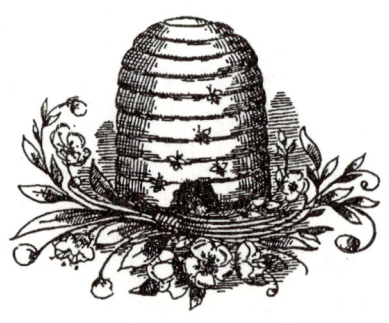

Fleisch und Fisch

Chinesische Honigrippchen

Die chinesische Küche verwendet sehr viel Honig. Das ist kein Zufall, denn man erkannte dort schon vor Jahrtausenden den Wert einer gesunden Ernährung. Die Hofköche waren weise Männer, genauso geachtet wie Ärzte. Wenn sie heute in einem chinesischen Kochbuch „Zucker" lesen, können Sie ihn getrost durch Honig ersetzen. Denn ursprünglich lautete das Rezept sicher so.

1 kg Schweinerippchen
3 Eßlöffel Honig

Rippchen in Portionen von je 3 Stück schneiden und quer in mundgerechte Stücke teilen (am besten gleich beim Metzger machen lassen), Haut und Fett entfernen, das Fleisch über Kreuz 2 bis 3 Millimeter einschneiden, mit Honig einreiben und 30 Minuten stehenlassen.

2 Knoblauchzehen · 2 Eßlöffel Honig
5 Eßlöffel Sojasoße · 2 Eßlöffel Hoisinsoße
2 Eßlöffel (Honig-)Weinessig
2 Eßlöffel Reiswein oder trockener Honigwein
1 Teelöffel Pfeffer · ½ Teelöffel Paprika edelsüß
Öl zum Braten
Petersilie oder Ananasstückchen zum Garnieren

Knoblauchzehen auspressen, mit Honig und den restlichen Zutaten mischen. Das Fleisch in die Marinade legen und mindestens zwei Stunden ziehen lassen.

Backofen auf 220°C vorheizen, Bratgitter mit Öl bestreichen, das Fleisch darauflegen, auf die Fettpfanne stellen und in den Ofen schieben. Temperatur auf 170°C herunterdrehen. Sie können auch auf oberster Schiene grillen. Nach 15 Minuten die Rippchen wenden und mit Öl bepinseln. Mehrmals wenden und bestreichen, bis das Fleisch rundum schön knusprig ist.

Mit Petersilie garnieren und/oder Ananasstückchen darübergeben. Dazu passen chinesischer gebratener Reis oder gebratene Nudeln.

Schweinefleisch süßsauer

Dieses Rezept können Sie fast beliebig mit anderen Fleisch- und Gemüsesorten variieren.

600 g mageres Schweinefleisch
2 Eßlöffel Sojasoße
2 Eßlöffel Reiswein oder trockener Met
Salz · Pfeffer · Fünf-Gewürze-Pulver

Fleisch in 2 Zentimeter große Würfel schneiden, dabei jegliches Fett entfernen. Marinade mischen aus Sojasoße, Reiswein und je einer Prise Salz, Pfeffer und Fünf-Gewürze-Pulver, Fleisch darin 20 Minuten stehen lassen.

1 Ei
2 Eßlöffel Sojasoße
2 Eßlöffel Mehl
3 Eßlöffel Kartoffelmehl (Speisestärke)
150 ml Hühnerbrühe
1 grüne, 1 rote Paprikaschote
½ Glas Mixed Pickles
2 Scheiben Ananas
1 Stück Ingwerwurzel
2 Knoblauchzehen
5 Eßlöffel Honig
1 kleine Dose Tomatenmark
4 Eßlöffel (Honig-)Weinessig · Öl

Teig mixen aus Ei, Mehl, 2 Eßlöffeln Kartoffelmehl, 2 Eßlöffeln Hühnerbrühe und einem halbem Teelöffel Salz. Paprika und Ananasscheiben in 1 Zentimeter große Würfel schneiden. Mixed Pickles, Ingwerwurzel und Knoblauch fein hacken. Für die Soße 125 ml Hühnerbrühe, Honig, Tomatenmark, Essig, Sojasoße und eine Prise Salz miteinander verrühren.

Fritierfett vorbereiten. Fleischstücke im Teig wenden und in etwa 6 Minuten knusprig backen. Auf Küchenkrepp Fett abtropfen lassen, im Backofen heiß stellen. Etwas Öl in einer Pfanne (oder im Wok) erhitzen. Unter ständigem Rühren nacheinander Paprika, Ananas und gehackte Zutaten zugeben, etwa 2 Minuten braten, mit der Soße ablöschen und eine Minute aufkochen lassen, 1 Eßlöffel Kartoffelmehl mit 1 Eßlöffel kaltem Wasser mischen, zugeben, kurz aufkochen lassen, bis die Stärke bindet. Das Fleisch daruntermischen, sofort servieren. Dazu paßt chinesischer Klebereis.

Süßer Schweinebraten

1 kg Schweineschulter
500 ml Hühnerbrühe · 3 Eßlöffel Honig
1 Eßlöffel Sojasoße · 1 Teelöffel Salz

Fleisch in vier Teile schneiden, aus den restlichen Zutaten eine Soße rühren, Fleischstücke darin marinieren. 2 Stunden ziehen lassen, ab und zu wenden.

Fleisch in die Bratreine geben. Mit der Marinade übergießen, bei 180°C im Backofen braten lassen. Regelmäßig mit der Soße bestreichen. Dazu passen süßsauer eingelegtes Obst und Gemüse und Reis.

Pekingente

Pekingente ist das Stargericht aller chinesischen Köche, ihre Zubereitung sehr kompliziert. Hier ein vereinfachtes Rezept.

1 Ente (höchstens 2 kg)
100 ml warmes Wasser
4 Eßlöffel Honig
3 Eßlöffel (Honig-)Weinessig
2 Teelöffel Sesamöl
1 Eßlöffel Reiswein oder trockener Met

Ente gründlich waschen, eine Minute in kochendes Salzwasser tauchen, danach gut trockenrubbeln, Haut soll sich etwas vom Fleisch lösen. Eine 50 Zentimeter lange Schnur um den Hals binden, unter den Flügeln durchziehen und die Ente an einem kühlen luftigen Ort aufhängen. Eine große Schüssel darunterstellen. Ente in den ersten drei Stunden je einmal mit der Soße aus den oben angeführten Zutaten bepinseln, über Nacht trocknen lassen.

Backofen auf 170°C heizen, Ente mit der Marinade bepinseln und mit der Brust nach oben in den Bräter oder aufs Blech legen. Während eineinhalb Stunden immer wieder bepinseln, umdrehen und 30 Minuten weiterbraten, immer wieder bepinseln.

Währenddessen Soße rühren aus:

100 ml Hoisinsoße
4 Eßlöffel Wasser
1 Eßlöffel Honig
1 Teelöffel Sesamöl
1 Prise Pfeffer

In einer kleinen Pfanne aufkochen, anschließend auf vier Schälchen verteilen.

Fertige Ente aus dem Ofen nehmen, Haut vorsichtig lösen und in Stücke schneiden. Fleisch von den Knochen lösen und in Stücke schneiden. Beim Essen in die Soße tunken.

Festtagsgans

1 küchenfertige Gans

reichlich Beifuß und Majoran, möglichst frisch,

im Winter getrocknet

150 g Waldhonig

Salz und Pfeffer

3 säuerliche Äpfel

2 Zwiebeln

500 ml Brühe · 2 Eßlöffel Crème fraîche

Gans innen und außen mit kaltem Wasser ausspülen, austrocknen, pures Fett am Schwanz wegschneiden, an den Stellen, wo unter der Haut Fett sitzt, mit einem Zahnstocher jeweils mehrmals einstechen. Innen und außen salzen und pfeffern, Kräuter in die Gans geben. Äpfel schälen, entkernen und in grobe Stücke schneiden. Zwiebeln schälen und in grobe Stücke schneiden. Äpfel und Zwiebel in die Gans füllen, Öffnung zustecken. Gans mit der Brust nach oben in den Bräter geben, bei 160°C auf der mittleren oder unteren Schiene in den Backofen schieben. Nach 15 Minuten 250 ml heiße Brühe zugießen. Gans regelmäßig mit Brühe und austretendem Fett begießen. Wenn viel Fett austrat, das Fett abschöpfen. Wenn Sie parallel Blaukraut (Rotkohl) machen, dann das Kraut mit dem Gänsefett anbraten.

Nach zwei Stunden Temperatur auf 180°C erhöhen, die Gans mit Honig bestreichen. Weiterhin mit Fettbrühe begießen. Nach einer Stunde nochmal Gans mit Honig bestreichen, weiterhin begießen. Nach vier bis fünf Stunden ist die Gans gar. Flügel und Hals abtrennen, Gans im Backofen bei 80°C ruhen lassen. Abgeschnittenes Kleinfleisch kleinhacken und im Bräter anbraten, mit der restlichen Brühe ablöschen und 30 Minuten köcheln lassen. Fett abschöpfen. Soße durch ein Sieb passieren, mit Crème fraîche verfeinern und bei Bedarf nachwürzen. Gans mit einer Geflügelschere zerlegen, mit Füllung und Soße servieren. Dazu passen Rotkohl (Blaukraut) und Kartoffelknödel.

Imker-Braten

8 Eßlöffel Lindenblütenhonig
750 g Kartoffeln
500 g Äpfel
1 große Zwiebel
1 Knoblauchzehe
Fett für die Form
500 g mageres Lammfleisch
1 unbehandelte Orange
250 ml Apfelwein
10 Salbeiblätter
Salz · schwarzer Pfeffer

Auflaufform oder Bräter ausfetten. Kartoffeln und Äpfel schälen, Äpfel entkernen und beides in dünne Scheiben schneiden. Knoblauch auspressen. Zwiebel schälen und in Ringe schneiden. Die Hälfte der Kartoffelscheiben in die Form schichten. Fleisch in Scheiben schneiden und darauflegen, mit Knoblauch bestreichen. Mit Kartoffelscheiben, Äpfeln und Zwiebeln in drei Schichten bedecken. Orangenschale abreiben, Saft auspressen, beides mit feingewiegten Salbeiblättern, Wein und Honig vermischen. Mit Salz und Pfeffer reichlich würzen, Marinade in die Form gießen. Im vorgeheizten Backofen bei 150°C zugedeckt zwei Stunden schmoren lassen.

Putenbrust mit süßsaurer Honigsauce

125 g Rapshonig (auch Akazien-, Klee- oder Lindenblütenhonig)
1 Teelöffel Salz
1 Teelöffel Pfeffer
1 Teelöffel Paprikapulver
2 kleine Putenbrüste (etwa 600 g)
1 Eßlöffel Butter

1 Eßlöffel Öl · 1 kleine Dose Mandarinen

1 kleines Glas Silberzwiebeln

1 kleine Dose Mais · 1 rote Paprikaschote

Honig, Salz, Pfeffer und Paprika zu einem Brei verrühren und die Fleischstücke damit bestreichen. Butter und Öl in der Pfanne erhitzen, Putenbrüste von allen Seiten goldbraun anbraten. Währenddessen das Gemüse und die Mandarinen abtropfen lassen, den Paprika waschen, Kerne entfernen und in kleine Würfel schneiden, alles zum Fleisch geben. Kurz mit anbraten und dann 10 Minuten zugedeckt schmoren lassen. Dazu passen grüne Bandnudeln oder weißer Klebereis.

Honig-Steak

4 Steaks (egal von welchem Tier)

100 g Butter · 2 Eßlöffel Honig

2 Eßlöffel Öl · Pfeffer · Salz

Honig, Öl, Salz und Pfeffer zu einer Marinade rühren und das Fleisch darin mindestens 20 Minuten ziehen lassen. Butter in der Pfanne erhitzen, Steaks rasch von beiden Seiten braten.

Knusper-Forelle

4 Eßlöffel Blütenhonig

1 rote Zwiebel · 4 harte Birnen

4 Eßlöffel Butter

6 Eßlöffel trockener Weißwein

4 Eßlöffel Zitronensaft

4 kleine Forellen

Salz · schwarzer Pfeffer

1 Bund Petersilie

100 g Mandeln gemahlen

Zwiebeln schälen und in Scheiben schneiden, Birnen entkernen und in Spalten schneiden. 2 Eßlöffel Butter erhitzen, Zwiebeln glasig dünsten, Birnen zugeben, unter Rühren 2 Minuten anbraten, mit Wein ablöschen und zugedeckt 5 Minuten dünsten. Einen Eßlöffel Zitronensaft zufügen und mit Salz und frisch gemahlenem Pfeffer abschmecken.

Währenddessen Forellen kalt waschen, abtrocknen, in Zitronensaft wenden. Petersilie fein hacken, mit Mandeln, einem Teelöffel Salz und Pfeffer mischen. Honig leicht erwärmen, Forellen damit bepinseln, in der Mandelmischung wälzen. Restliche Butter erhitzen, Forellen darin von jeder Seite etwa 6 Minuten braten. Mit Birnengemüse auf einem Teller anrichten.

Gebratener Fisch mit Soja-Curry-Soße

1 Brasse (küchenfertig, aber mit Kopf)
1 Eßlöffel Öl
3 Eßlöffel Sojasoße
1 Schalotte
½ Teelöffel Glutamat
3 Eßlöffel trockener Honigwein oder Sherry
1 Eßlöffel Honig
1 Messerspitze Sambal Oelek (scharfe Pfefferpaste)
½ Teelöffel Currypulver

Den Fisch von beiden Seiten kreuzweise einschneiden. Schalotte schälen und fein reiben, mit allen Zutaten außer Öl zu einer Marinade vermischen, auf ein großes Stück Alufolie geben, den Fisch hineinlegen, eng einpacken und zwei Stunden in den Kühlschrank legen. 30 Minuten vor dem Braten aus der Marinade nehmen, mit dem Öl bestreichen, in eine flache feuerfeste Form geben. Im auf 190°C vorgeheizten Backofen 15 bis 20 Minuten braten, nach 10 Minuten umdrehen, alle 5 Minuten mit der Marinade bepinseln. Restliche Marinade aufkochen und mit Kartoffelmehl oder Soßenbinder binden.

Fischfilet süßsauer

500 g Fischfilet (Salzwasserfische)
6 schwarze getrocknete Morcheln
1 Stück Ingwerwurzel
1 Eßlöffel Sojasoße
1 Eßlöffel Reiswein oder trockener Met
1 Eßlöffel Zitronensaft

Morcheln in reichlich lauwarmem Wasser 20 Minuten einweichen. Fisch abwaschen, abtrocknen, in 3 Zentimeter große Würfel schneiden und in die Marinade aus gehacktem Ingwer, Sojasoße, Reiswein und Zitronensaft legen. 10 Minuten ziehen lassen.

1 Zwiebel
2 Eßlöffel Öl
3 Eßlöffel Kartoffelmehl
Salz und Pfeffer
2 Eßlöffel Sojasoße
2 Eßlöffel Reiswein oder trockener Met
2 Eßlöffel (Honig-)Weinessig
2 Eßlöffel Tomatenmark
3 Eßlöffel Honig

Zwiebel schälen und in feine Scheiben schneiden. Morcheln abtropfen lassen. Sojasoße, Reiswein, Essig, Tomatenmark und Honig mischen.

Fischstücke abtropfen lassen, im Kartoffelmehl wenden und im Öl knusprig braten. Auf Küchenkrepp abtropfen lassen und warm stellen. Zwiebelscheiben glasig braten, Morcheln zufügen, Soße dazugeben, zwei Minuten aufkochen. Mit Salz und Pfeffer würzen. Restliches Kartoffelmehl mit kaltem Wasser verrühren und mit in die Pfanne geben, aufkochen lassen bis sie bindet, über den Fisch geben und sofort servieren.

Matjes süßsauer

8 Matjesfiletes
250 g gekochte Rote Bete
1 Apfel (Granny Smith)
1 milde Zwiebel
2 Gewürzgurken
2 gehäufte Eßlöffel Mayonnaise
200 g Joghurt · 150 g Crème fraîche
1 Eßlöffel Honig · Salz · Pfeffer

Matjes in mundgerechte Stücke schneiden. Rote Bete schälen und in Scheiben schneiden. Apfel gründlich waschen, vierteln, entkernen und stifteln, Gewürzgurke in Scheiben schneiden, Zwiebel schälen und in Ringe schneiden. Alles mischen. Joghurt, Crème fraîche, Mayonnaise und Honig glatt verrühren, über die vorbereitete Mischung geben, mit Salz und Pfeffer abschmecken.

Gebeizter Lachs

1 kg Lachs (2 Hälften, entschuppt und entgrätet)
3 Bund Dill
1 Eßlöffel Honig
2 Eßlöffel Salz
1 Eßlöffel geschrotete weiße Pfefferkörner
1 Eßlöffel zerdrückte Wacholderbeeren

Honig mit Salz, Pfeffer und Wacholderbeeren mischen und die Lachsstücke damit bestreichen. Dill mit Stengeln fein hacken. Ein Fischstück mit der Haut nach unten auf eine Schale legen, mit Dill bestreuen, die andere Lachsseite mit der Haut nach oben darauflegen. Mit Alufolie bedecken. Ein Holzbrett darauflegen und mit Steinen oder einer gefüllten Konservendose beschweren. Im Kühlschrank eineinhalb Tage ziehen lassen, dabei mehrmals mit der sich sammelnden Beize begießen.

Den Fisch aus der Beize nehmen und mit einem scharfen, glatten Messer in feine Scheiben schneiden. Dazu paßt folgende Soße:

Honig-Dill-Dressing

Das Rezept klingt wie ein Irrtum, schmeckt aber fantastisch zu Lachs. Lassen Sie Ihre Gäste mal raten, was drin ist:

175 g Akazienhonig
150 g mittelscharfer Senf
1 Bund Dill

Den Dill abzupfen, kleinschneiden, mit Senf und Honig verrühren, fertig.

Eingelegte Dill-Makrelen

8 Makrelenfilets
2 große rote Zwiebeln
250 ml (Honig-)Weinessig
15 Pfefferkörner
3 Lorbeerblätter
5 Wacholderbeeren
Salz
1 Eßlöffel Honig
1 Bund Dill

Fischfilets in eine Schüssel legen. Die Zwiebeln schälen, in Ringe schneiden und auf die Filets legen. Essig mit den Gewürzen kurz aufkochen, abkühlen lassen, Honig darin lösen, über den Fisch geben, ein bis zwei Tage ziehen lassen.

Dazu schmecken heiße Pellkartoffeln oder ein kräftiges Schwarzbrot.

Mehlspeisen

Dinkelpuffer

3 Eier · 2 Eßlöffel Honig
½ Vanilleschote · 1 ungespritzte Orange
175 ml Milch
200 g Dinkelvollkornmehl
1 Eßlöffel gemahlene Mandeln
Salz · Butterschmalz

Eier trennen, Eiweiß steif schlagen, kalt stellen. Eigelb mit Honig, ausgekratztem Vanillemark, einem Teelöffel abgeriebener Orangenschale, einer Prise Salz und Milch verrühren. Mehl und Mandeln zugeben. Einweiß vorsichtig unterheben. In einer Pfanne Butterschmalz erhitzen, jeweils drei Puffer ausbacken.

Dazu paßt Apfelmus.

Hirseauflauf

150 g Hirse · 750 ml Vollmilch
2 Eier getrennt · 4 Eßlöffel Honig
1 Zitrone · 350 g Trauben · Salz · Butter

Hirse, Milch und eine Prise Salz aufkochen, auf niedrigster Flamme 20 Minuten köcheln lassen, abkühlen. Trauben waschen, abzupfen, halbieren, entkernen, in einer Schüssel mit 2 Eßlöffeln Honig und dem Saft einer halben Zitrone übergießen, mischen und zehn Minuten ziehen lassen. 2 Eßlöffel Honig, abgeriebene Schale einer Zitrone und Eigelb schaumig rühren, unter den Hirsebrei rühren. Eiweiß steif schlagen, darunterheben.

Auflaufform buttern, die Hälfte der Hirsemasse einfüllen, Trauben darübergeben, restliche Hirsemasse einfüllen. Im vorgeheizten Backofen bei 200°C auf der unteren Schiene etwa eine Stunde backen.

Grünkern-Apfel-Auflauf

200 g Grünkern geschrotet

1 Liter Vollmilch · 50 g Butter

3 Eßlöffel Waldhonig

2 Eier getrennt · 50 g Rosinen

50 g gehackte Haselnüsse oder Mandeln

600 g Äpfel · 2 Teelöffel Zitronensaft

1 Messerspitze abgeriebene Zitronenschale

Butter und Semmelbrösel für die Form

Milch aufkochen, Grünkernschrot dazugeben und unter Rühren zu einem dicken Brei kochen, erkalten lassen. Butter weich rühren, Honig nach und nach zugeben, mit dem Eigelb schaumig schlagen, Zitronenschale, Zitronensaft, Rosinen und Nüsse unterrühren. Zum erkalteten Grünkernbrei geben. Eischnee schlagen, unterheben. Äpfel entkernen und raspeln. Grünkernmasse und Äpfel schichtweise in die gebutterte und mit Bröseln ausgestreute Auflaufform geben. Erste und letzte Lage soll Grünkern sein. Bei 200°C im vorgeheizten Backofen auf der unteren Schiene etwa 30 Minuten backen.

Quarkauflauf

Ein Klassiker, den Sie unbedingt mit Honig zubereiten sollten. Denn alle Milchprodukte sind Kalziumlieferanten, aber nur solange sie nicht in trügerischer Eintracht mit dem Kalziumräuber Zucker auftreten.

500 g Quark · 80 g Grieß · 1 Teelöffel Backpulver

50 g Butter · 100 g Honig

4 Eier getrennt · abgeriebene Schale einer halben Zitrone

nach Belieben Rosinen, Mandelblättchen, Äpfel oder Aprikosen

Butter und Semmelbrösel für die Form

Butter, Honig und Eigelb schaumig rühren, Quark und Zitronenschale unterrühren. Grieß mit Backpulver mischen und einrühren. Nach Belieben Rosinen oder Mandelblättchen dazugeben. Früchte eventuell als unterste Schicht in die gebutterte und
mit Bröseln ausgestreute Auflaufform legen. Eiweiß mit wenig
Honig und einer Prise Salz sehr steif schlagen, unter die Quark-
masse heben und in die Form füllen. Im vorgeheizten Backofen
bei 200°C auf der unteren Schiene backen

Obst und Desserts

Chinesische Honigbananen

2 Bananen · 2 Eßlöffel Dinkelvollkornmehl
2 Eßlöffel Kartoffelmehl (Speisestärke) · 2 Eiweiß
4 Eßlöffel heller Blütenhonig
(Akazien-, Raps-, Klee- oder Lindenblütenhonig)
1 Eßlöffel Zitronensaft · Fritieröl · Sesam

Bananen schälen, schräg in 3 Zentimeter dicke Streifen schneiden und im Mehl wenden. Kartoffelmehl mit dem Eiweiß gut verrühren. Bananen darin wenden und im heißen Fett goldbraun fri-
tieren. Auf Küchenkrepp abtropfen lassen und in eine warme
Schüssel geben. Honig mit Zironensaft vorsichtig erhitzen, über
die Bananen gießen, mit Sesam bestreuen.

Gebackene Apfelringe

200 g Lindenblütenhonig · 200 g Dinkelvollkornmehl
250 ml Weißwein oder dunkles Bier · 2 Eier getrennt
2 Teelöffel Öl · 1 Prise Salz · 3 - 6 Äpfel
Pflanzenfett zum Ausbacken · 50 g Mandelstifte

Eiweiß steif schlagen. Teig aus Mehl, Salz und Wein/Bier glattrühren, Eigelb und Öl unterrühren, Eischnee unterheben. Äpfel

schälen, Kerngehäuse ausstechen, 1 Zentimeter dicke Ringe schneiden, einzeln im Teig wenden und im heißen Fett ausbacken. Mandelstifte ohne Fett in einer heißen Pfanne rösten, Honig zugeben, vom Herd nehmen, Honigmandeln über die Apfelringe geben, heiß servieren.

Marillenknödel

1 kg mehlige Kartoffeln · 1 kg reife Aprikosen
Kandierter Blütenhonig aus dem Kühlschrank

Die Kartoffeln mit Schale kochen, noch heiß schälen und durch die Kartoffelpresse drücken. Flach auf dem Nudelbrett ausbreiten und auskühlen lassen.

Aprikosen waschen, auf einer Seite aufschneiden, Stein herausnehmen, einen Espressolöffel festen Honig hineingeben, wieder verschließen.

125 g Dinkelvollkornmehl
Salz · 2 Eier · 150 g Butter · 1 Teelöffel Zimt

Mehl, Salz und Eier über die Kartoffeln geben und rasch zu einem festen Teig verkneten. Wenn er klebt, mehr Mehl oder Kartoffelstärke zugeben. Sofort weiterverarbeiten, da Kartoffelteig immer wieder klebrig wird. Mit bemehlten Händen arbeiten.

Jede Aprikose mit einem Kartoffelmantel umgeben und glattrollen. Salzwasser zum Kochen bringen, Knödel einlegen und in 20 Minuten gar ziehen lassen, nicht mehr aufkochen.

Butter schmelzen und leicht anbräunen lassen, Honig darin lösen, Zimt einrühren, über die Marillenknödel geben.

Goldenes Kürbisdessert

Wenn die Sonne im Winter nicht scheint und die Natur kaum Farben zeigt, lädt der leuchtend orange Kürbis zum Genießen ein.

150 g getrocknete Aprikosen

200 ml Apfelsaft

700 g Kürbis

Je 1 Prise Ingwer, Zimt und Nelken gemahlen

2 Teelöffel Honig · 100 ml Sahne

20 g Mandeln gehobelt

Aprikosen kleinschneiden und 10 Minuten im Apfelsaft kochen. Währenddessen Kürbis schälen, faserige Teile und Kerne entfernen und das Fruchtfleisch würfeln. Die Hälfte der Aprikosenstückchen aus dem Topf nehmen, Kürbis zu den verbliebenen Aprikosen geben, in 8 bis 10 Minuten garen. Topfinhalt pürieren, Honig unterrühren und mit Nelken, Zimt und Ingwer würzen. Aprikosenstücke wieder zugeben und abkühlen lassen. Sahne steif schlagen, unter das Pürree heben, mit einer Tortenspritze auf Dessertteller setzen, mit gehobelten Mandeln garnieren.

Bratäpfel

4 Äpfel · etwas Zitronensaft

2 Eßlöffel Rosinen

1 Eßlöffel gehackte Mandeln oder Nüsse

2 Eßlöffel Honig · Zimt

evtl. 2 cl Weinbrand

Die Äpfel waschen und das Kerngehäuse herausstechen, innen mit etwas Zitronensaft beträufeln, Mandeln/Nüsse und Rosinen mischen und in die Äpfel füllen. Nebeneinander in eine Auflaufform stellen und bei 200°C im Backofen etwa eine halbe Stunde backen. Erst beim Essen gibt jeder einen reichlichen Teelöffel Honig auf seinen Apfel und nach Belieben Zimt.

Wenn Sie die Bratäpfel flambieren möchten: Die fertigen Äpfel aus dem Backofen nehmen, sofort mit 2 cl Weinbrand übergießen und anzünden. Danach mit Honig süßen.

Rhabarber-Pfannkuchen

150 g Rapshonig (auch Lindenblüten-, Klee- oder Akazienhonig)

250 g Rhabarberstangen (oder saurer Apfel)

250 g Dinkelvollkornmehl

1 Prise Salz · 3 Eier · 500 ml Milch · Fett

Rhabarber schälen und in feine Scheiben schneiden (Äpfel entkernen und grob raspeln). Teig rühren aus Milch, Mehl, Eiern, einem Eßlöffel Honig und Salz. Obst unterheben, etwas stehenlassen. Fett in der Pfanne erhitzen und jeweils drei kleine Pfannkuchen herausbacken. Honig leicht erwärmen, auf die Pfannkuchen geben und sofort essen.

Zabaione

200 ml guter Rotwein · 2 frische Eier · 2 Eigelb

2 Eßlöffel flüssiger Blütenhonig, z.B. Akazien-,

Orangenblüten-, Lindenblüten-, Raps-, Kleehonig

Wasser in einem großen Topf kochen. Zutaten in eine runde Edelstahlschüssel geben. Mit dem Schneebesen über dem kochenden Wasser zu einer schaumigen Creme schlagen, sofort lauwarm servieren.

Panna Cotta

Panna Cotta heißt wörtlich übersetzt „gekochte Sahne" und ist eine wunderbar sanfte Nachspeise, der man ihre Kalorien nicht anmerkt.

500 ml Sahne · 250 ml Milch

2 Zimtstangen oder Mark einer Vanilleschote

10 cm Schale einer ungespritzten Zitrone · 2 Eßlöffel Honig

9 Blatt Gelatine · 500 g Beeren, evtl. mit Honig

Sahne, Milch, Zimt (Vanillemark) und Zitronenschale einige Minuten köcheln und durch ein Sieb abgießen. Honig und Gelatine darin lösen, in Puddingförmchen oder Tassen füllen und im Kühlschrank erstarren lassen.

Zum Servieren stürzen, die Beeren in einem Ring um die Panna Cotta dekorieren. Tiefgekühles Obst zermixen und nach Belieben mit Honig süßen. Wenn Sie frische Erdbeeren nehmen, können Sie diese auch kleinschneiden, mit etwas Honig ziehen lassen und frischen schwarzen Pfeffer darübermahlen.

Backen mit Honig

Beim Backen können Sie grundsätzlich immer Zucker durch Honig ersetzen. Nur wohin mit der zusätzlichen Flüssigkeit? Wenn Sie weißes Mehl durch Vollkornmehl ersetzen, lösen Sie dieses Problem automatisch: Vollkornmehl ist reich an Ballaststoffen und saugt mehr Flüssigkeit auf. Das ist auch der Grund, warum Rezepte, in denen einfach Mehl durch Vollkornmehl ersetzt wurde, so trocken schmecken.

Zum Backen nehmen Sie am besten Dinkelvollkornmehl, denn es liefert die feinsten Ergebnisse. Als Backhonig sollten Sie nicht die edelsten Honigsorten verwenden, denn ätherische Öle verfliegen bei den hohen Temperaturen und die Enzyme werden zerstört.

Nachfolgend ein paar spezielle Honigteig-Rezepte, die meisten davon weihnachtliche Leckereien. Kleingebäck mit Honig wird erst einmal sehr fest, deshalb mindestens zwei, besser vier Wochen vor Weihnachten backen und in gut verschließbaren Dosen kühl und trocken lagern. Das Gebäck wird dann wieder weich. Die reichlichen Gewürze waren keine Laune der Bäcker, sondern hatten ihren Zweck: Sie regen die Verdauung und den Stoffwechsel an und wärmen Körper und Seele.

Magenbrot

100 g Dinkelvollkornmehl
200 g Honig · 125 g gemahlene Mandeln
6 Eier · 1 Teelöffel Nelken gemahlen
¼ Teelöffel Zimt · 2 Teelöffel Weinstein-Backpulver

Honig mit den Eiern im warmen Wasserbad schaumig-cremig rühren, abkühlen lassen. Mandeln, Gewürze und Backpulver mit dem Mehl vermischen, zur Honigmasse geben, verrühren. Auf ein gebuttertes Backblech streichen und bei 180°C 10 - 15 Minuten backen. Erkalten lassen und in Streifen schneiden.

Pfeffernüsse

400 g Honig · 2 Eier
8 g Hirschhornsalz · 1 Teelöffel weißer gemahlener Pfeffer
½ Teelöffel Zimt ·
je eine Messerspitze Nelken, Muskat, Koriander, Ingwer, Piment
und Kardamon gemahlen oder 1 Päckchen Lebkuchengewürz
500 g Dinkelvollkornmehl

Honig verflüssigen, mit den Eiern und den Gewürzen schaumig rühren. Hirschhornsalz unter das Mehl mischen, Mehl nach und nach einrühren, später kneten. Das Backblech wachsen oder mit Backpapier belegen. Kleine Kugeln formen, aufs Blech setzen, im vorgewärmten Backofen bei 190°C etwa 15 Minuten backen.

Straubinger Leckerl

500 g Mandeln gerieben · 400 g Honig
100 g geriebene Schokolade
6 - 8 Eßlöffel Wasser
1 Eiweiß · Puderzucker

Mandeln in einem Topf leicht anrösten, Honig, Schokolade und Wasser zugeben, so lange rühren, bis sich die Masse vom Topfrand löst. Abkühlen lassen. Fingerdick ausrollen, Formen ausstechen, auf Backpapier legen und mit Eiweiß bestreichen. Bei 190°C im Backofen 5 bis 10 Minuten backen. Mit Puderzucker bestäuben.

Honig-Leckerli

400 g Honig · 70 g Butter
1½ Teelöffel Zimt · ½ Teelöffel Nelken · 1 Messerspitze Kardamon
abgeriebene Schale einer halben Zitrone
150 g Mandeln, ungeschält, gerieben · 100 g Zitronat
100 g Orangeat
500 g Dinkelvollkornmehl
½ Päckchen Backpulver

Zitronat und Orangeat fein schneiden oder durchdrehen. Butter schaumig rühren, Honig und alle Gewürze zugeben. Mehl mit Backpulver, Mandeln, Zitronat und Orangeat mischen, erst unterrühren, später gründlich unterkneten. Zu einer ½ cm dicken Teigplatte ausrollen, im Ganzen auf das gewachste Backblech legen und bei 175°C in etwa 10 Minuten backen.

Noch heiß in Rauten schneiden und nach Belieben mit Punschglasur bestreichen (100 g Puderzucker, 2 Eßlöffel Rum, 1 Eßlöffel warmes Wasser, glattrühren).

Basler Lekkerli

400 g Honig
200 g Rohzucker
15 g Zimt
7 g Nelken
300 g Mandeln, ungeschält, gerieben

60 g Zitronat

60 g Orangeat

125 ml Kirschwasser

1 Teelöffel Pottasche

625 g Dinkelvollkornmehl

Blech wachsen und leicht bemehlen. Honig erwärmen, Gewürze, feingewiegtes Zitronat und Orangeat und Mandeln zugeben. Pottasche im Kirschwasser lösen, abwechselnd Mehl und Kirschwasser unterrühren und später gründlich unterkneten. Noch warmen Teig einen ¾ Zentimeter dick ausrollen. Kleine Lebkuchen ausstechen, eng nebeneinander aufs Blech legen. Bei 175°C vorsichtig backen. Wo die Lekkerli zusammenwachsen, sofort nach dem Backen mit einem scharfen Messer trennen, mit dünner Punschglasur bestreichen (100 g Puderzucker, 2 Eßlöffel Rum, 2 Eßlöffel warmes Wasser, glattrühren).

Grundteige mit Honig

Um Ihnen das Backen mit Honig zu erleichtern, hier einige Grund-Rezepte :

Biskuitteig

4 Eier getrennt

3 Eßlöffel Honig

4 Eßlöffel kaltes Wasser

200 g Dinkelvollkornmehl

½ Teelöffel Backpulver

30 g zerlassene Butter

Eiweiß steif schlagen. Eigelb mit Honig und Wasser schaumig schlagen. Mehl und Backpulver mischen, rasch unter die Eigelbmasse rühren, Eischnee unterheben. Form (Springform oder Blech) fetten und mit Pergamentpapier auslegen, Teig einfüllen, sofort bei 175°C backen. In der Springform etwa 25 Minuten, auf dem Blech etwa 15 Minuten.

119

Erdbeerrolle

500 ml Sahne

500 g Erdbeeren

2 Eßlöffel Honig

Biskuit wie oben beschrieben backen, aber nur mit 150 g Mehl. Backzeit knapp bemessen, heißen Biskuit sofort auf ein Küchenhandtuch stürzen, Pergamentpapier mit Wasser bepinseln, ablösen und Biskuit mit Handtuch aufrollen. Auskühlen lassen.

Sahne mit Honig steif schlagen. Erdbeeren waschen und putzen, abtrocknen, kleinschneiden, einige schöne Hälften beiseite legen. Erdbeeren mit der Hälfte der Sahne vermischen, Rolle wieder ausrollen, mit Erdbeersahne bestreichen, einrollen. Restliche Sahne auf die Rolle streichen, mit Erdbeeren verzieren.

Hefeteig
(neutral)

600 g Weizenvollkornmehl

350 g lauwarmes Wasser

1 Würfel frische Hefe

1 Eßlöffel Honig

1 Teelöffel Salz

60 g geschmolzene Butter oder Schmalz oder Öl

Hefe mit Wasser, Salz und Honig auflösen. Mit Mehl und Fett gründlich kneten. Je länger Sie kneten, desto besser, weil dann mehr Sauerstoff an die Hefe kommt. Teig zugedeckt an einem warmen Ort stehen lassen, bis er zur doppelten Größe aufgegangen ist.

Weiterverarbeiten, zum Beispiel zu:

Bienenstich

150 g Mandeln, geschält, gehobelt

5 Bittermandeln, geschält, gehackt

150 g Butter · 150 g Honig

4 Eßlöffel Milch · abgeriebene Schale einer Zitrone

1 Eßlöffel Zimt gemahlen

Butter mit Mandeln und Honig kurz aufkochen, Milch unterrühren, abkühlen lassen. Zitronenschale und Zimt untermischen. Hefeteig auf einem gefetteten Backblech ausrollen, Masse daraufstreichen. Bei 200°C 30 Minuten backen.

Knetteig (Mürbteig)

400 g Dinkelvollkornmehl

200 g Butter · 2 Eier

1 Eßlöffel Honig · 1 Prise Salz

evtl. abgeriebene Schale einer Zitrone

oder Mark einer Vanilleschote

Alle Zutaten sollten kalt sein. Teig schnell verkneten, sollte er kleben, ihn vorher kaltstellen.

Die Teigmenge reicht für ein Blech, zum Beispiel für:

Apfelkuchen

1500 g Äpfel · 200 g Rosinen

2 Eßlöffel Rum

50 g Mandeln gehackt

je 1 Prise Zimt und Nelken gemahlen

Äpfel waschen, Kerngehäuse entfernen, in Scheiben schneiden, mit den Rosinen und dem Rum vorsichtig dünsten. Die Äpfel dürfen nicht zerfallen. Abkühlen lassen. Teig auf dem gefetteten Backblech ausrollen, mit Äpfeln belegen, mit Mandeln bestreuen, bei 180°C 25 bis 30 Minuten backen. Zimt und Nelken nach Geschmack darüberstreuen.

Rührteig

Verwenden Sie Ihre üblichen Rezepte und ersetzten Sie dabei Mehl durch Vollkornmehl, Zucker durch Honig. Seien Sie mit Flüssigkeitszugaben vorsichtig: Wasser oder Milch erst nach und nach zugeben.

Einfacher Sandkuchen

170 g Butter
3 Eßlöffel Honig · 4 Eier
abgeriebene Schale einer Zitrone
1 Prise Salz · 250 g Dinkelvollkornmehl
1 gestrichener Teelöffel Backpulver

Zimmerwarme Butter mit Honig schaumig rühren, ein Ei nach dem anderen zugeben, immer wieder schaumig rühren, Gewürze, Backpulver und Mehl mischen, zügig unterrühren. In eine gefettete, mit Semmelbröseln ausgestreute Kastenform füllen. Bei 180°C 50 - 60 Minuten backen. Etwas auskühlen lassen, stürzen.

Quark-Öl-Teig

200 g trockener Quark
4 Eßlöffel Milch
1 Ei · 125 ml Öl
100 g Honig
400 g Dinkelvollkornmehl
1 Päckchen Backpulver

Alle flüssigen Zutaten mit dem Quark glattrühren. Mehl und Backpulver mischen, erst unterrühren und dann gründlich unterkneten. Teig ausrollen. Diesen Teig können Sie zu Kreisen und Qua-
draten schneiden, füllen, und zu Halbmonden bzw. Dreiecken
zusammengeklappt backen. Oder Sie backen:

Quarkschnitten
(auf dem Blech)

2 kg Quark · 100 g Butter
3 Eßlöffel Honig
3 Eier
125 g Rosinen
abgeriebene Schale einer Zitrone

Zimmerwarme Butter mit Honig und Zitronenschale schaumig
schlagen, Eier nach und nach zugeben, immer wieder schaumig
rühren. Quark und Rosinen unterrühren.

Quark-Öl-Teig auf einem gefetteten Blech ausrollen, Quark-
masse daraufstreichen, bei 180°C 60 Minuten backen.

Sesam-Konfekt

50 g Nüsse gemahlen
100 g feine Haferflocken
150 g Sesam
1 Teelöffel Zimt
2 Teelöffel Rum
100 g Blütenhonig

Nüsse mit Haferflocken und Sesam in einer Pfanne ohne Fett
goldbraun rösten. Zimt, Rum und den Honig in einer Schüssel
mischen, Röstgut aus der Pfanne zugeben, kneten, kleine Kugeln
formen und auf einem Pergamentpapier zwei Tage kühl und luftig
trocknen lassen.

Marzipan

220 g Mandeln

100 g Honig

1 Eßlöffel Rosenwasser

Mandeln schälen (geht einfach, wenn Sie die Mandeln vorher kurz mit Wasser aufkochen), trocknen lassen, sehr fein reiben. Mit Honig vermischen. Rosenwasser tropfenweise dazugeben, immer wieder kneten, bis eine homogene, speckige Masse entsteht. Schmeckt sogar Menschen, die kein Marzipan mögen.

Türkische Baklava
(Nuß-Honig-Schnitten)

Diese türkische Spezialität schmeckt nur ausgesprochenen Schleckermäulern. Sie ist sehr süß.

500 g tiefgefrorener Blätterteig

125 g Butter · 250 g Walnüsse gehackt

75 g Pistazien gehackt · 75 g Mandeln fein gerieben

250 g Honig

3 Eßlöffel Orangensaft · Saft einer halben Zitrone

Den Boden einer Kastenform mit Alufolie auslegen, die Ränder der Form gut mit Butter fetten. Jede Teigplatte zu doppelter Kastenformgröße ausrollen und halbieren. Die Nüsse miteinander mischen. Butter schmelzen. Eine Teigplatte in die Form legen, mit Butter bepinseln, mit Nüssen bestreuen. Mit einer Teigplatte bedecken, bepinseln, bestreuen und so fort. Mit einer Teigplatte abschließen. Das Gebäck auf der untersten Schiene 15 Minuten, auf der mittleren 30 Minuten bei 190°C backen. Den Honig leicht erwärmen, mit den Säften verrühren, über den fertigen, noch heißen Kuchen gießen, über Nacht ziehen lassen.

Zu diesem üppigen Dessert paßt türkischer Mokka.

Getränke

Honiglimonade

500 g Blütenhonig

100 ml Zitronensaft

Mineralwasser

Sirup mischen aus Honig und Zitronensaft. Pro Glas einen Teelöffel bis einen Eßlöffel Sirup mit Mineralwasser mischen. Erfrischt im Sommer. Wärmt, mit lauwarmem oder heißem Wasser aufgegossen, im Winter.

Fruchtpunsch

100 g Lindenblütenhonig

3 Eßlöffel Malvenblüten

500 ml Multivitaminsaft

2 Teelöffel Zitronensaft

1 Liter Wasser

Wasser kochen, Malvenblüten damit aufgießen, 10 Minuten ziehen lassen und abseihen. Multivitaminsaft leicht erwärmen, Honig darin lösen, mit Zitronensaft und Malventee mischen. Heiß servieren. Erwachsene können ihren Punsch mit einem Schuß Rum aufpeppen.

Glüh-„Wein"

1 Liter roter Traubensaft

150 g Honig

Saft einer Zitrone · Saft einer Orange

1 Stange Zimt

2 Gewürznelken

Alle Zutaten erhitzen, 10 Minuten ziehen lassen, aber nicht kochen. Nelken und Zimt herausfischen. Servieren. Wenn Sie den Punsch auf Vorrat kochen wollen, in eine Thermoskanne füllen, denn vom langen Köcheln verfliegt das Aroma.

Lady White
(mit Schwarztee)

1 Liter starker schwarzer Tee, am besten Assam

4 Eßlöffel Blütenhonig

3 Eßlöffel Sanddorn

200 g Sahne

Honig mit dem Sanddorn vermischen, in der Sahne verrühren und dann im Tee verquirlen. Diese gehaltvolle Spezialität, empfohlen vom deutschen Imkerbund, schmeckt heiß aus dem Becher im Winter und kalt auf Eis, mit Zitronenschalenstreifen verziert.

Honig-Kaffee

200 ml Vollmilch

2 Teelöffel Instantkaffee (mit oder ohne Koffein)

1 Eßlöffel Honig

Milch aufkochen, Kaffee darin lösen, Honig einrühren.

Fit-Drink
(mit Buttermilch)

3 Eßlöffel Blütenhonig · 300 g Himbeeren

250 ml Buttermilch

300 g Joghurt · 100 ml Sahne

½ Stange Vanille

Himbeeren (frisch oder aufgetaut) mit Buttermilch, Joghurt und Honig gut vermixen und anschließend durch ein Sieb passieren. Sahne steif schlagen, Mark aus der Vanilleschote kratzen und mit unterschlagen, unter die Himbeermischung heben. In vier hohe Longdrinkgläser füllen.

Als Verzierung eignen sich Pfefferminz-, Melissen- oder Himbeerblätter. Oder, wenn Sie einen eigenen Garten haben, eine reife Himbeere mit einem Blatt.

Lukullus
(mit Quark)

250 g Quark · 3 Eßlöffel Honig
250 ml Milch · 125 ml Obstsaft
Ingwerpulver und Kakao

Quark mit Honig, Milch und Saft gründlich verquirlen. Mit Ingwer und Kakao überpudern. Kalt trinken.

Manhattan
(mit Tomatensaft)

200 ml Milch · 4 Eßlöffel Tomatensaft
1 Eßlöffel Honig · 1 Teelöffel Zitronensaft

Alles gut verquirlen oder im Shaker mixen. Eiskalt oder auf Eis servieren.

Beerenmilch

500 ml Milch · 125 ml Sahne
125 g Beeren (frisch oder tiefgefroren) · 1 - 2 Eßlöffel Honig

Beeren pürieren, Honig je nach Süße der Früchte zugeben, restliche Zutaten gründlich verquirlen. Kalt servieren.

Honigbier

1 Liter dunkles Bier
7 Gewürznelken
1 Zimtstange · 1 Vanilleschote
1 Ei · 5 Eßlöffel Sahne
2 Eßlöffel Weizenvollkornmehl
2 Eßlöffel Honig
Salz

Bier mit den Gewürzen zum Kochen bringen. Ei mit Sahne, Mehl, Honig und einer Prise Salz verquirlen, einige Löffel heißes Bier dazugeben. Mischung zum Bier geben, durchrühren und die Gewürze abseihen. Honigbier schmeckt heiß und kalt.

Bärenfänger

Doppelter Espresso
2 Teelöffel Honig
1 Schnapsglas Wodka

Honig im heißen Kaffee lösen, Wodka zugeben. Schmeckt auch mit jedem anderen Schnaps oder Weinbrand.

Eier-Honig-Grog

1 Eigelb
1 Eßlöffel Honig
2 Eßlöffel Rum
200 ml Wasser

Wasser kochen, restliche Zutaten miteinander verquirlen, mit heißem Wasser aufgießen.

Grog hilft bei einer aufkommenden Erkältung. Danach ins Bett packen und schwitzen.

Orangen-Cocktail

Saft von 3 Orangen

1 Eßlöffel Honig

1 Likörglas Orangenlikör

Zutaten im Shaker mischen, auf Eis im Longdrinkglas servieren.

Sahne-Cocktail

250 ml Sahne

2 Eßlöffel Honig

2 Eßlöffel Cognac oder Weinbrand

Im Shaker vermischen, sehr kalt servieren.

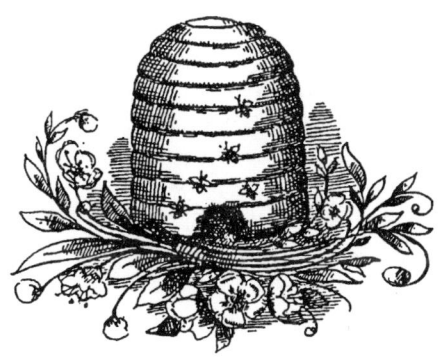

Met: der Göttertrank

Met, Honigwein, Göttertrank – wie auch immer man ihn nennt, er dürfte in unseren Breiten die Urform des Alkoholgenusses gewesen sein. Lange bevor die Menschen Wein aus Trauben machten, setzten sie Honigwein an.

Der Name Honigwein verspricht süßen Geschmack, was auch meistens so ist. Wer Met einfach so genießen will, sollte ihn vor allem als Dessertwein trinken. Sein Geschmack ist Spätlesen oder dem italienischen Vin Santo vergleichbar. Doch es gibt auch trockenen Met. Mit 16 % Alkohol relativ stark, schmeckt er so ähnlich wie trockener Sherry.

Ein sehr gesundes Getränk

Met können Sie für den Hausgebrauch selbst zubereiten. Am Ende des Kapitels finden Sie einige Rezepte und Tips dafür. Zunächst will ich aber Pfarrer Kneipp zu Wort kommen lassen. Die meisten kennen ihn nur als Wasserdoktor, weil er mit Güssen und Wassertreten viele Krankheiten behandelte, doch die Kneippsche Lehre umfaßt sehr viel mehr.

Sebastian Kneipp schreibt: „Der Honigwein ist ein sehr gesundes Getränk, wirkt vortrefflichst aufs Blut ein, kühlt und beruhigt. Vor dem Schlafengehen getrunken, verschafft er einen guten Schlaf. Er macht auch Appetit; ich kann darum sagen: der Honigwein reinigt und stärkt den Magen. Ganz besonders günstig beeinflußt er die Nieren, er wirkt da ebenfalls ausleitend und reinigt. Ich habe diese meine Erfahrungen mitgeteilt, und andere haben dieselben guten Resultate erzielt. Der Honigwein ist ein wahres Labsal für Gesunde und Kranke. Ich kann ihn nicht genug empfehlen."

Dem ist nicht mehr viel hinzuzufügen. Met wirkt im wesentlichen bei denselben Beschwerden wie Honig: Schlafstörungen,

Appetitlosigkeit, Schwäche, schlechte Blutwerte, schwache Nierenfunktion. Außerdem stärkt er das Herz.

Kneipp empfiehlt als kurmäßige Anwendung drei- bis viermal täglich ein kleines Likörgläschen voll Met, am besten zu oder nach den Mahlzeiten getrunken.

Bei Schlafstörungen trinken Sie ein kleines Weinglas am Abend.

Bei fiebrigen Erkältungen hilft Met zusammen mit Mineralwasser oder Tee. Empfohlen wird Lindenblütentee oder Holunderblütentee, die beide die Abwehrkräfte steigern. Geben Sie 100 ml Met in ein Glas der genannten Tees, trinken Sie die Mischung gut warm und legen Sie sich anschließend hin. Noch einmal Kneipp: „Honigwein wirkt lösend, reinigend, anregend und stärkend. ... Besonders den Fieberkranken ist er ein wahres Labsal."

Selbstverständlich dürfen Alkoholkranke keinen Met trinken. Dasselbe gilt für Kinder und Jugendliche. Alkohol ist in unserer Gesellschaft leider selbstverständlich. Er wird zuviel, gedankenlos und häufig in schlechter Qualität konsumiert. Alle alkoholischen Getränke sind Genußmittel, die besonderen Gelegenheiten vorbehalten bleiben sollten. Wer täglich zwei Flaschen Bier oder zwei Gläser Wein trinkt, überstrapaziert bereits seine Leber.

Met selbermachen

Wein ansetzen ist eine Kunst. Jeder Vorgang, jede Zutat, die Utensilien, die Rahmenbedinungen beeinflussen die Gärung und können zum Mißerfolg führen. Ich will Ihnen mit diesen Worten nicht den Spaß am Experimentieren nehmen, sondern Sie zu größter Sorgfalt auffordern. Oft gelingen neue Sachen aufs erste Mal wunderbar und dann nie mehr wieder. Warum? Weil man dann denkt, das geht ja ganz einfach und schon hat sich die Nachlässigkeit eingeschlichen.

Die Zutaten

Das Wasser muß weich sein, Leitungswasser ist zu hart. Filtern Sie es mit den Kohlefiltern, die auch für die Teezubereitung empfohlen werden, und kochen Sie es anschließend ab. Ideal ist weiches Regenwasser, zur Sicherheit ebenfalls abkochen.

Die Hefe beeinflußt den Geschmack des Weines sehr stark. Bierhefe verleiht Bieraroma (nicht unbedingt erwünscht), Bäckerhefe ist im Geschmack gewöhnungsbedürftig. Versuchen Sie, an Traubenweinhefe, Maury-Weinhefe, Malaga-Weinhefe oder Madeira-Weinhefe heranzukommen. Hefen für die Süßweinherstellung sind generell besser geeignet.

Honigwein wird immer aus Blütenhonig vergoren. Je milder und blumiger der Honig, desto feiner das Aroma des Weines. Nehmen Sie nur besten Honig für Ihren Wein. Wer minderwertigen Honig, den er nicht mehr aufs Brot streichen mag, zu Wein vergärt, sollte sich nicht wundern, wenn das Ergebnis nachher zu wünschen übrig läßt.

Gewürze sind Geschmackssache. In verschiedenen Rezepten werden Zimt, Ingwer, Nelken und/oder Muskat empfohlen. Sie können die Gewürze nach Ihren persönlichen Vorlieben variieren oder weglassen.

An Utensilien brauchen Sie einen großen Topf, am besten mit zehn Liter Fassungsvermögen, und eine bauchige 5-Liter-Flasche. Natürlich geht auch ein Fäßchen, aber das ist schwerer zu bekommen und ist unter Umständen nicht unbedingt steril. Das Gärgefäß höchstens zu drei Vierteln füllen, damit genügend Sauerstoff zum Gären an die Weinoberfläche kommt. Im Zweifelsfall lieber zwei Gefäße nehmen, dann können Sie die Gewürze variieren.

Die folgenden Rezepte orientieren sich am Hausgebrauch und sind möglichst einfach gehalten. Die Mengenangaben habe ich in diesem Sinn heruntergerechnet. Ausgangsmenge sind immer fünf Liter Wasser. So können Sie die verschiedenen Rezepte und Ergebnisse gut miteinander vergleichen und variieren.

Altes Metrezept

5 Liter weiches Wasser
1100 g Honig
1 Eßlöffel Hopfen oder 1 Rosmarinzweig
1 gehäufter Eßlöffel Bierhefe
1 große, ungespritzte Zitrone
1 Zimtstange · 1 Gewürznelke · 5 g Kardamom

Wasser und Honig 30 Minuten schäumend kochen, Hopfen zugeben, weiterkochen bis das Honigwasser auf 3,75 Liter eingekocht ist. Sie können das messen, indem Sie vor Beginn 3,75 Liter Wasser in den Topf füllen. Einen Kochlöffel senkrecht auf den Boden stellen und die Höhe am Holzgriff markieren.

Eingekochtes Honigwasser abkühlen lassen, Hefe in einem Glas abgeschöpftem Honigwasser auflösen und gründlich unterrühren, mit zwei sauberen Geschirrtüchern abdecken, die Tücher mit einer Schnur festbinden. Zwei Tage stehen lassen.

Abseihen und in eine bauchige Flasche füllen. Die Flasche oder jeder andere Gärbehälter müssen ganz sauber sein. Mit kochendem Wasser sorgfältig reinigen. Zitrone in Scheiben schneiden, Kerne entfernen. Gewürze zerstoßen und zusammen mit den Zitronenscheiben in ein dünnes Leinen- oder Mullsäckchen füllen, zubinden und in den Sud hängen. Mit einem Gärspund verschließen oder die Öffnung mit Tüchern zudecken. Sechs bis acht Wochen im Keller gären lassen. Dann den Wein auf Flaschen ziehen, vorsichtig, damit kein Satz in den Wein kommt.

Ostpreußischer Met

5 Liter weiches Wasser
1250 g Honig · 12 g Hopfen
1 ungespritzte Zitrone
5 Eßlöffel brauner Zucker

Zitrone in Scheiben schneiden, zusammen mit dem Hopfen in ein Mullsäckchen geben. Alle Zutaten zusammen aufkochen, gut umrühren, in einen sorgfältig gereinigten Glasballon füllen, höchstens dreiviertel voll. Zudecken, aber nicht verschließen, mindestens drei Wochen bei Zimmertemperatur stehen lassen (eher länger), bis der Met nicht mehr gärt. Auf Flaschen ziehen, dabei darauf achten, daß kein Satz aufgewirbelt wird.

Met nach Dzierzon

5 Liter weiches Wasser · 1250 g Honig
nach Belieben:
1 Prise Zimt gemahlen
1 Prise Nelken gemahlen
1 Prise Muskat gemahlen
1 Prise Ingwer gemahlen

Honig und Wasser so lange kochen, bis die Flüssigkeit „ein frisches Hühnerei trägt", das heißt, das frische Ei muß so schwimmen, daß die Spitze aus dem Sud herausschaut.

Abkühlen lassen und in einen sorgfältig gereinigten Glasballon füllen. Gewürze nach Belieben in ein Leinensäckchen geben und einhängen. Bedecken, aber nicht verschließen, am besten eignet sich ein Gärspund.

Bei 12 bis 16°C etwa sechs Wochen gären lassen. Dann in eine kleinere Flasche oder ein Fäßchen umfüllen, darauf achten, daß kein Bodensatz mit umgefüllt wird. Leicht verschließen. Nach vier bis sechs Monaten ist der Met reif und wird in Flaschen abgezogen.

Hopfen-Met nach Pfarrer Herold

5 Liter weiches Wasser · 625 g Honig
1 Prise Hopfen · 1 Löffel Bierhefe

Wasser mit Honig 2 Stunden kochen, Schaum immer wieder abschöpfen. Hopfen in ein Leinensäckchen geben, in den Sud hängen und noch einige Male aufkochen lassen.

Abkühlen lassen, Bierhefe in etwas Sud auflösen und gründlich einrühren, in eine gereinigte bauchige Glasflasche füllen, abdecken, aber nicht verschließen. An einem warmen Ort (20 bis 25°C) etwa 2 Monate gären lassen.

Warten, bis die Gärung komplett abgeschlossen ist. Das probieren Sie am besten mit einem Korken: Solange es „ploppt", wenn Sie die Flasche aufmachen, gärt der Met noch. Erst wenn die Gärung beendet ist, in Flaschen abfüllen.

Würziger Met nach Pfarrer Herold

5 Liter weiches Wasser
1875 g Honig
1 Stückchen Bäckerhefe (¹⁄₂₀ einer Stange)
1 g Zitronensäure
½ Zimtstange
1 Messerspitze Nelken gemahlen
1 Messerspitze Muskat gemahlen
2 Scheiben Ingwer
1 Teelöffel Melissenteeblätter oder Pfefferminz oder Kamille

Honig und Wasser zwei Stunden kochen, viel rühren und den Schaum immer wieder abschöpfen. Abkühlen lassen. Hefe in etwas Sud auflösen und dem Sud zugeben. Alle Gewürze in ein Säckchen geben. Zusammen in eine bauchige, sorgfältig gereinigte Glasflasche füllen, zudecken, aber nicht verschließen. In einem warmen Raum (20 bis 25°C) mindestens zwei Monate stehen lassen, bis die Gärung vorbei ist. Dann können Sie das erste Mal probieren. Nie ausgießen, weil das den ganzen Bodensatz aufwirbelt, sondern mit einer Pipette oder einem Schlauch abziehen. Erst nach weiteren sechs Monaten in Flaschen abfüllen.

Frucht-Met nach Pfarrer Herold

Der Pfarrer und Bienenfreund Herold empfahl als Basis für Met nicht nur Wasser, sondern auch Saft. Dafür eignen sich alle heimischen Früchte: Apfel, Birne, Brombeere, Eberesche, Erdbeere, Heidelbeere, Himbeere, Holunder, Johannisbeere, Kirsche, Schlehe, Stachelbeere, Weißdorn, Zwetschge und natürlich Trauben. Man kann die Gärung auch direkt mit den gequetschten Früchten versuchen, nur dann sind wir schon bei der richtigen Weinherstellung, mit allen ihren Freuden und Problemen.

Da die Säfte einen verschiedenen Zuckergehalt haben, müssen Sie die Honigmenge variieren. Mehr Zucker bedeutet theoretisch einen höheren Alkoholgehalt. Irgendwann stoppt alerdings die Gärung, weil der Alkohol die Hefen tötet: eine gewisse Süße bleibt dem Fruchtmet somit erhalten. Süßen Säften fehlt die Säure, deshalb kann man bei den Rezepten noch Zitronensäure oder in Scheiben geschnittene Zitronen zugeben.

Die nachfolgenden Rezepte gehen alle vom normalen Met aus. Zunächst kochen Sie Honig und Wasser etwa zwei Stunden lang. Die Säfte sollten so natürlich wie möglich sein, also am besten selbst auspressen. Die Weinhefe und der Alkohol starten die Gärung sicher und schnell.

Brombeer-Met

800 g Honig · 3 Liter Wasser

2 Liter Brombeersaft

Weinhefe und reiner Alkohol (40 %)

Heidelbeer-Met

450 g Honig · 2,3 Liter Wasser

2,7 Liter Heidelbeersaft

Weinhefe und reiner Alkohol (40 %)

Himbeer-Met

500 g Honig · 1 Liter Wasser
4 Liter Himbeersaft
1 g Zitronensäure
Weinhefe und reiner Alkohol (40 %)

Holunder-Met

1400 g Honig · 4 Liter Wasser
1 Liter Holundersaft
Weinhefe und reiner Alkohol (40 %)

Johannisbeer-Met

1700 g Honig · 3,3 Liter Wasser
1,7 Liter Johannisbeersaft
Weinhefe und reiner Alkohol (40 %)

Kirsch-Met

550 g Honig · 1,7 Liter Wasser
3,5 Liter Kirschsaft
3 g Zitronensäure
Weinhefe und reiner Alkohol (40 %)

Bärenfang:
hochprozentiger Genuß

Der Bärenfang ist ein Schnaps beziehungsweise Likör aus Ostpreußen. Angeblich hat man Bären damit gezähmt. Das kann aber nur am hohen Alkoholgehalt gelegen haben.

Einfaches Rezept

500 g Honig · 500 ml reiner Alkohol (96 %)
500 ml weiches Wasser

Honig und Alkohol gründlich miteinander verrühren. Die trübe Flüssigkeit in einer Flasche stehenlassen, bis sie sich geklärt hat. Vorsichtig abziehen, den Bodensatz in der Flasche lassen. Mit dem Wasser (gefiltert und abgekocht) auffüllen, in kleine Flaschen abfüllen.

Kommentar eines experimentierfreudigen Imkers zu diesem Rezept: „Ja, so steht das überall, aber der schmeckt nach nix." Dabei ließ er es nicht bewenden und kam auf folgendes Rezept:

Bärenfang

1500 ml guter Obstschnaps
500 g Honig

Honig leicht erwärmen, damit sich alle Kristalle lösen und er sich gut mischen läßt. Honig und Obstbrand gut miteinander verrühren, in schmale hohe Flaschen abfüllen, zwei bis vier Wochen an einem kühlen Ort (kann auch der Kühlschrank sein) stehenlassen. Jetzt ist er trinkfertig.

Sie können auch Grappa nehmen, aber der ist letztlich auch nichts anderes als klarer Traubenschnaps. Den fertigen Bärenfang vorsichtig umfüllen, am besten mit Pipette oder Schlauch abziehen, denn der schlammige Bodensatz schmeckt nicht und trübt den Bärenfang wieder ein.

Sein volles Aroma bekommt der goldene Likör aber erst, wenn Sie ihn ein ganzes Jahr bei Zimmertemperatur reifen lassen.

Der Geschmack steht und fällt mit dem Ausgangsschnaps. Einen Schnaps, der Ihnen nicht schmeckt, können Sie auch nicht mit Honig veredeln. So verschwenden Sie nur guten Honig. Sehr gut eignet sich auch Weinbrand. Mit dem Weinbrand als Basis bekommt der Bärenfang eine sehr kräftige Goldfarbe und ein weiches, volles Aroma.

Weinbrand-Bärenfang

1 Flasche Weinbrand (0,7 l)

250 ml Honig

Honig und Weinbrand gründlich miteinander verrühren. Kristallisierten Honig vorher leicht anwärmen, aber nicht über 40°C. Bärenfangmischung in eine durchsichtige 1-Liter-Flasche füllen, zwei bis vier Wochen im Kühlschrank stehen lassen, bis sich der Likör geklärt hat. Ohne Satz in eine schöne Flasche umfüllen und ein Jahr reifen lassen.

Die letzte Geschmackssteigerung bringt die Lagerung im Eichenfäßchen. Das Aroma ähnelt dann dem von Calvados.

Frischer Bärenfang

Bärenfang können Sie als Aperitif oder Digestif auch frisch zubereiten und sofort trinken. Wenngleich Feinschmecker den Geschmack als „roh und unfertig" abtun, einen Versuch ist es wert.

3 Likörgläschen hochprozentigen Obstbrand oder Weinbrand
1 Likörglas Honig

Honig und Brand am einfachsten im Shaker miteinander verschütteln. Kalt stellen oder auf Eis servieren.

Ein ähnliches Rezept gibt es unter dem Namen „Glen Mist" mit Whisky (500 ml Whisky, 100 g Waldhonig).

Magenbitter

1 Likörgläschen reifer Bärenfang
15 Tropfen Propolistinktur

Propolis in den Bärenfang tropfen. Ergibt einen bittersüßen Magenschnaps von hervorragender Bekömmlichkeit. Ein Gläschen davon befreit Sie von Magendrücken, Völlegefühl und dem undefinierbaren flauen Gefühl im Magen. Das sollte Sie aber nicht von der Verantwortung befreien, Ihrem Magen beim nächsten Mal weniger zuzumuten.

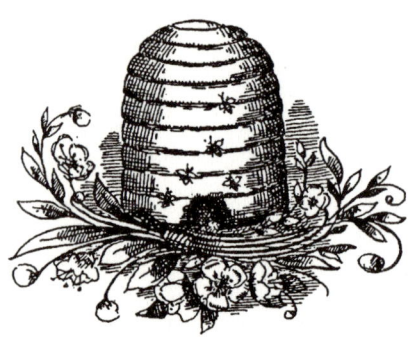

Kraftpakete der Natur:
Pollen

Pollen und Power – die beiden Worte haben zwar ihre Anfangs-
buchstaben nur zufällig gemeinsam, aber es paßt: Blütenpollen
aus dem Bienenstock sind angebracht, wenn Ihnen die Kraft aus-
geht. Sie sind das tägliche Brot der Bienen, die mit ihrer enormen Arbeitsleistung jedem Betrachter Respekt abringen. Wenn
Sie also Besonderes vorhaben, gönnen Sie sich Blütenpollen.

Bienen und Pollen

Pollen sind die männlichen Samen der Blütenpflanzen, manche
sprechen auch vom männlichen Prinzip der Pflanze. Ein anderes
Wort dafür ist Blütenstaub. Manche Hausfrau dürfte sich schon
über den feinen schwarzen Staub geärgert haben, den beispielsweise verblühende Tulpen in der Blumenvase auf weißen Tisch-
decken hinterlassen. Je nach Blüte haben Pollen Farben von
weißgelb über orange, rot und braun bis schwarz.

Bienen mit Höschen
Bienen sammeln den Blütenstaub im Vorbeigehen – im wahrsten
Sinne des Wortes: Während sie an den Grund der Blüte tauchen,
um dort den Nektar einzusaugen, streifen sie die Staubgefäße.
Die winzigen Pollenkörnchen bleiben im behaarten Körper hängen. Die Hinterbeine der Bienen fungieren als perfekter Pollen-
sammelapparat: Der Unterschenkel hat eine eingedellte Außen-
seite (Körbchen). Die Borstenreihe an der Innenseite des Fußes
bürstet die Körnchen in das Körbchen des gegenüberliegenden
Beines. Die Pollenpäckchen nennt man Höschen, sie sind auch
mit bloßem Auge gut erkennbar. Beim „höseln" mischen die Bienen bereits etwas Nektar bei, damit die Pollen zusammenkleben.

Die Geschichte von den Bienen und den Blüten

Die Biene fliegt nicht nur von Blüte zu Blüte und sammelt, sie erweist den Pflanzen auch einen Liebesdienst. Wenn sie mit ihrem pollenbestückten Körper am Stempel, das ist das weibliche Geschlechtsorgan der Blüte, vorbeistreift, bleiben einige Pollen dort kleben: Die Pflanze ist befruchtet. Weil Bienen möglichst immer dieselbe Pflanzenart anfliegen, sorgen sie so für die Fortpflanzung. Rund die Häfte bis drei Viertel – die Angaben schwanken je nach Autor – aller Blütenpflanzen in Europa sind bei ihrer Bestäubung auf die fleißigen Bienen angewiesen. Soweit die Geschichte von den Bienen und den Blüten ...

Im Bienenstock nehmen Stockbienen den Sammlerinnen den Pollen ab und stampfen die Pollenklümpchen vermischt mit Nektar, Honig und Speichel in die Wabenzellen ein. Das Bienenbrot als Nährstoffvorrat hält monatelang.

Der Imker gewinnt den Pollen mit Hilfe einer speziellen Auffangvorrichtung am Flugloch des Bienenstocks: Die Bienen müssen sich durch eine sternförmige Öffnung drängen und verlieren dabei ihre Pollenhöschen. Die heruntergefallenen Pollenstückchen werden täglich schonend getrocknet, der Wasseranteil würde sonst eine Gärung auslösen.

Wabenpollen und Bienenbrot

Etwas ganz Besonderes ist der Wabenpollen: In der Wabe kommt eine Milchsäuregärung in Gang, die den Pollen fermentiert, das heißt, die Wirkstoffe werden aufgeschlossen und können vom Menschen schneller und besser verwertet werden. Wabenpollen kauen Sie wie Wabenhonig teelöffelweise aus bis Sie nur noch Wachs im Mund haben. Das spucken Sie dann aus oder schlucken es.

Wabenpollen wirkt bei denselben Krankheiten und Beschwerden wie normaler Pollen, nur schneller und stärker.

Der fermentierte Pollen in der Wabe heißt auch Bienenbrot oder Perga. Um an diese Supernahrung in purer Form heranzukommen, brauchen Sie allerdings sehr gute Beziehungen zu einem Imker. Denn hier hilft nichts anderes, als die Wabe Zelle für Zelle auszukratzen.

Überlebenswichtig

Ein starkes Bienenvolk sammelt bis zu 30 Kilogramm Pollen im Jahr, allerdings nimmt ein verantwortungsbewußter Imker davon nur zehn bis höchstens 30 Prozent. Pollen ist für die Bienen lebenswichtig, wenn sie keinen Pollen haben, verhungert die Brut. Sie bauen keine Waben mehr, die Königin stellt das Eierlegen ein. Auch das Bienengift ist ein Abbauprodukt des Pollens.

Der Mensch und Pollen

Pollen enthalten in konzentrierter Form fast alles, was wir brauchen, um gesund zu bleiben. Das wußten schon die Wikinger und verzehrten auf ihren monatelangen Seefahrten Pollen als Kraftnahrung. Erst in den dreißiger Jahren entdeckte man den hohen Eiweißgehalt des Pollens: 30 Gramm decken den Tagesbedarf an Aminosäuren, die frei und gebunden als wichtigste Bausteine der Eiweißkörper vorkommen, bei längerer Einnahme reichen 20 Gramm täglich. Außerdem enthält Pollen Fette (zu 50 Prozent mehrfach ungesättigte Fettsäuren), Zucker, Mineralien, Spurenelemente, Enzyme, antibakterielle Substanzen und Vitamine. Schon 10 Gramm Blütenpollen decken den Tagesbedarf an Vitamin A. Auch die B-Vitamine und Vitamin C sind in großen Mengen enthalten. Pollen ist so vielseitig und ausgewogen zusammengesetzt, wie kaum ein anderes Nahrungsmittel, allerdings unterscheiden sich die Polllen verschiedener Pflanzen stark. So liegt der wertvolle Eiweißgehalt zwischen 7 (Drehkiefer) und 28 (Mandeln) Prozent, der Fettgehalt zwischen einem und 20 Prozent, der Zuckergehalt zwischen 25 und 50 Prozent.

Der Imker trocknet den Pollen schonend bei 35°C, das ist die Temperatur, die im Sommer im Bienenstock herrscht. Keinesfalls sollten Sie Pollen über 40°C erhitzen, am besten bewahren Sie ihn im Kühlschrank auf. Achten Sie beim Einkauf auf das Erntejahr. Sie bekommen Pollen in Reformhäusern, Drogerien, Naturkostläden und natürlich beim Imker. Ein Glas mit 250 Gramm Pollenkörnchen kostet etwa 10 bis 20 Mark.

Pollen ist auch gefriergetrocknet und zermahlen im Handel, soll aber nach Meinung mancher Experten so schneller seine Wirkstoffe verlieren. Die Gegenseite argumentiert, daß der aufgeschlossene Pollen vom Körper besser verwertet wird. Die Farbe und zum Teil auch die Wirkung des Pollens sind wie beim Honig abhängig von der Pflanzenart, von der er stammt. Im Handel erhalten Sie in der Regel Mischungen, außer Sie kaufen direkt beim Imker. Dort können Sie zu bestimmten Jahreszeiten auch relativ sortenreinen Pollen bekommen.

Der Pollen als Naturheilmittel

Sie haben es gelesen: Der Pollen, den der Imker sammelt und den wir in der Regel kaufen, ist nur die Rohform dessen, was die Bienen später als Bienenbrot zu sich nehmen. Machen Sie's den Bienen nach und fermentieren Sie Ihren Pollen selbst.

Milchgesäuerter Blütenpollen

500 g Pollen
75 g Blütenhonig
150 ml Wasser
10 ml Molke oder
ein Löffelchen Starterkultur (Milchsäurebakterien)

Wasser mit dem Honig aufkochen und wieder abkühlen lassen. Pollen in das Honigwasser einstampfen. Bei frischem Pollen brauchen Sie etwas weniger Wasser, ist die Masse zu trocken, müssen Sie etwas abgekochtes Wasser zugeben. 2 Stunden stehenlassen.

Masse in ein Weckglas mit Gummidichtung oder ein Marmeladenglas mit Schraubverschluß füllen. Prüfen Sie vorher unbedingt die Dichte des Verschlusses. Beim Einfüllen zwischen die Lagen immer ganz wenig Starterkultur oder Molke geben. Das obere Viertel des Gefäßes als Gärraum freilassen.

Die ersten beiden Tage an einem warmen Ort (ideal sind 34°C) stehenlassen, um die Gärung schnell in Gang zu bringen.

Weitere zwei Wochen dicht verschlossen bei etwa 20°C stehenlassen. Dann sollte die Gärung aufgehört haben.

Fermentierter Pollen schmeckt leicht säuerlich und ist besser verträglich als frischer Pollen. Er hält sich kühl und trocken aufbewahrt über Jahre und ist genauso anzuwenden wie unbehandelter Pollen.

Allgemeine Schwäche und Müdigkeit

Eiweißpräparate waren eine Zeitlang schwer in Mode. Pollen tut's genauso, nein, besser, weil er ein nahezu ideal zusammengesetztes Lebensmittel ist und damit jedem extrahierten, konzentrierten und gepantschten Chemieprodukt weit überlegen ist. Pollen fördert alle chemischen, physischen und psychischen Abläufe im Körper und stärkt das Immunsystem.

Frühjahrskur

Kämpfen Sie auch alle Jahre wieder gegen Frühjahrsmüdigkeit? Ich empfehle Ihnen eine Frühjahrskur mit Blütenpollen. Nehmen Sie über den Tag verteilt bis zu sechs leicht gehäufte Teelöffel täglich, vier bis acht Wochen lang. Das entspricht etwa einer täglichen Dosis von 30 Gramm Pollen. Beginnen sie morgens, wenn es Ihnen bekommt, auf nüchternen Magen. Speicheln Sie den Pollen gut ein und lassen Sie ihn im Mund zergehen, nicht kauen.

Wenn Ihnen Pollen pur nicht schmeckt, nehmen Sie ihn mit Joghurt oder Quark ein oder lösen ihn in Milch oder Saft.

Wenn Sie einen empfindlichen Magen haben, seien Sie vorsichtig mit Pollen: Vermischen Sie ihn mit Honig und nehmen Sie ihn zehn Minuten vor jeder Mahlzeit ein. Oder säuern Sie Ihren Pollen nach dem Rezept auf der vorhergehenden Seite.

Nahrungsergänzung

Natürlich hilft Ihnen Pollen nicht nur im Frühjahr, sondern wann immer Sie einen Energieschub benötigen: bei jeder Art von Müdigkeit, bei geistiger, körperlicher und allgemeiner Erschöpfung. Sollte sich Ihr Allgemeinbefinden allerdings nach einigen Wochen Pollenkur nicht verbessert haben, sollten Sie zum Arzt oder Heilpraktiker gehen.

Durch seine breitgefächerte Zusammensetzung eignet sich der Pollen als ständige Nahrungsergänzung. 20 Gramm Pollen täglich, das entspricht drei gehäuften Teelöffeln, genügen vollauf. Möglichst auf nüchternen Magen im Mund zergehen lassen.

Streß, Leistungsspitzen

Schwangerschaft und Stillzeit, Prüfungen und Wettkämpfe, Streß und saisonale Spitzenzeiten – besondere Lebensumstände verlangen auch gesunden Menschen allerhand ab. Helfen Sie Ihrem Köper in solchen Zeiten mit Pollen. Wie wär's zum Beispiel mit einem täglichen Power-Frühstück?

Power-Frühstück

1 Orange (im Winter) oder 1 Pfirsich (Sommer)
1 Apfel · 1 Banane
200 Gramm Joghurt oder mit Milch angerührter Quark
1 Eßlöffel Pollen · 2 Eßlöffel Mandeln oder Haselnüsse
(wer es sehr süß mag: Honig)

Pollen (und Honig) in den Joghurt einrühren, damit er sich auflöst. Das Obst säubern und kleinschneiden, mit Joghurt vermengen, Nüsse darüberstreuen – fertig ist der Energiespender für einen neuen Tag. Dieses Frühstück ist leicht verdaulich und belastet den Magen nicht.

Eiweiße und Hormone im Pollen steigern die Belastbarkeit. Streß erhöht die Blutfettwerte und begünstigt damit Ablagerungen in

146

den Gefäßen. Die ungesättigten Fettsäuren im Pollen senken die Blutfettwerte wieder. Gegen Dauerstreß hilft allerdings nur ein bewußter Abbau der Streßfaktoren.

Mangelerscheinungen

In einer Welt des Überflusses leiden viele Menschen durch falsche Ernährung an Mangelerscheinungen. Pollen ist ein nahezu vollkommenes Nahrungsmittel: Mit 30 Gramm pro Tag (= 6 leicht gehäufte Teelöffel) können Sie durch falsche Ernährung oder Krankheiten entstandene Mangelerscheinungen beseitigen.

Schwere Folgen von Mangelernährung wie Rachitis und organische Krankheiten gehören selbstverständlich in die Hand eines Arztes. Eine begleitende Pollenkur kann aber nicht schaden.

Appetitmangel

Daß es einem „den Appetit verschlägt", kann viele Ursachen haben: Streß, psychische und organische Störungen. Pollen hilft auf allen diesen Gebieten und regt den normalen Appetit an. Dabei brauchen Sie keine Angst vor Übergewicht zu haben: Bei Fettsucht reguliert Pollen den Stoffwechsel.

Wachstumsverzögerungen

Pollen enthält wachstumsfördernde Stoffe und verbessert die Auswertung der Nahrung. Besonders Kinder sprechen auf eine Pollenkur gut an, hier müssen Sie natürlich niedriger dosieren als bei Erwachsenen. Je nach Alter genügen ein bis drei Teelöffel täglich, über vier bis acht Wochen eingenommen.

Magersucht

„Schlank" sein ist heute in. Die meisten Models haben Untergewicht, das für den Organismus viel schädlicher ist als zehn Kilo zuviel auf den Rippen. Diesen Vorbildern eifern viele weibliche Teenager nach: Magersucht und Eß-Brech-Sucht sind die Folgen des übertriebenen Schlankheitskultes. Magersüchtige Patienten gehören auf jeden Fall in die Hände eines Therapeuten. Pollen verbessert zwar Appetit und Leistungsfähigkeit, kann aber eine professionelle Therapie lediglich unterstützend begleiten.

Vorzeitiges Altern

Pollen verzögert vorzeitiges Altern, denn er enthält eine ganze Reihe von Vitalstoffen, die den Organismus funktionstüchtig erhalten, die Ernährung ergänzen und die Haut straffen. Mit zunehmendem Alter empfehlen viele Therapeuten Pollen als ständige „Medizin", wenngleich er nicht als Medizin im eigentlichen Sinn ausgewiesen ist. Russische Forscher haben festgestellt, daß unter den über 100jährigen besonders viele Imker sind. Der Pollen dürfte das Seinige dazu beitragen.

Vorbeugung gegen Infektionen

Pollen enthält ein natürliches Antibiotikum. Er stärkt die körpereigenen Abwehrkräfte gegen Infektionen besonders im Winter oder zu Schwächezeiten das ganze Jahr über. Nehmen Sie bei Bedarf drei bis vier Mal täglich einen schwach gehäuften Teelöffel Pollen zu sich. Pur, indem Sie ihn im Mund zergehen lassen, oder aufgelöst in Joghurt, Quark, Müsli, Milch oder Saft.

Widerstands-Müsli

Zur Vorbeugung gegen Erkältungen emfpiehlt Imker Gottlieb Ebel folgendes Rezept (für zwei Personen):

30 g Pollen
50 g Haferflocken
1 Becher Joghurt
2 Teelöffel Honig, der mit Gelée Royale angereichert ist
2 geriebene Äpfel

Alles miteinander vermischen, fertig ist das Widerstands-Müsli. Täglich einmal essen.

Nervosität, Schlafstörungen

Pollen hilft bei Nervosität und Depressionen – allerdings nicht wie ein Beruhigungsmittel in wenigen Minuten, sondern nur als mindestens vierwöchige Kur: Nehmen Sie täglich viermal einen Teelöffel Pollen zu sich. Der hohe Vitamin-B-Gehalt und die Hormone im Pollen beeinflussen den Stoffwechsel in den Nerven und im Gehirn positiv. Pollen behebt vor allem auch die Schlafstörungen, die Depressionen und Nervosität oft begleiten.

Pollen in der Psychotherapie

Pollen wird immer häufiger auch in der Psychotherapie eingesetzt. Viele Patienten leiden an Schwäche und Antriebslosigkeit, körperliche Symptome wie schlechte Blutwerte und Abmagerung verstärken die seelischen Leiden. Pollen als Energie- und Aufbaumittel ist ein effektiver Therapiebegleiter.

In Testreihen war man schon mit täglichen Gaben von nur 2,5 Gramm erfolgreich.

Sexualität

Sexuelle Probleme haben viele Ursachen, zum Beispiel Streß, Schwäche und Nervosität. Pollen gleichen Nahrungsdefizite aus und erhöhen die psychische und körperliche Leistungsfähigkeit. So kann sich, wenn keine tieferen Ursachen vorliegen, wieder ein erfüllteres Sexualleben einstellen. Als Kur acht bis zwölf Wochen täglich vier bis sechs-mal einen Teelöffel Pollen einnehmen.

Gerhard Leibold berichtet in seinem Buch „Heilwerte aus dem Bienenvolk", daß vor allem Männer auf eine Behandlung mit Pollen gut ansprechen.

Prostatabeschwerden

Rund die Hälfte der Männer ab 50 leiden irgendwann an Prostatabeschwerden. Die Vorsteherdrüse vergrößert sich, drückt auf den Blasenkanal, entzündet sich oder wächst im schlimmsten Fall als Krebsgeschwür. Im frühen Stadium kann eine dreimonatige Kur mit Pollenkapseln helfen, die auch Kürbiskerne enthalten.

Die Pollengabe muß sehr hoch dosiert werden. Bei Beschwerden an der Prostata sollten Sie auf jeden Fall einen Arzt aufsuchen.

Die Einnahme von Pollen sollte für jeden Mann ab 50 zur Pflicht werden. Damit beugt er der Vergrößerung der Drüse vor.

Blase

Pollen stärkt die Blasenmuskulatur und wirkt lindernd auf eine gereizte Blase, der Harndrang läßt nach. Als Kur acht bis zwölf Wochen lang täglich viermal einen Teelöffel Pollen nehmen.

Verdauung

Pollen normalisiert die Darmtätigkeit und hilft dadurch sowohl bei Durchfall als auch bei Verstopfung, bei Völlegefühl und Blähungen. Verdauungsbeschwerden infolge von Alkoholismus, Medikamenten- und Drogeneinnahme kann Pollen lindern, weil er die geschädigte Darmflora wieder aufbaut. Er regt die Verdauung an, die Auswertung der Nahrung wird gefördert. Von einer guten Ernährung und einer funktionierenden Verdauung hängt das gesamte Wohlbefinden ab. Besonders gut wirkt Pollen hier in Verbindung mit Honig.

Honig-Pollen-Kur

Nehmen Sie vier Wochen lang vor jeder Mahlzeit (drei bis fünf Mal pro Tag) einen Teelöffel Pollen vermischt mit einem Teelöffel Honig ein. Lassen Sie die Mischung langsam im Mund zergehen.

Honig mit Pollen

Wenn Sie öfters Verdauungsbeschwerden haben, sollte mit Pollen angereicherter Honig täglich zu Ihrem Frühstück gehören. Am besten mischen Sie ihn selbst.

1 kg Blütenhonig · 100 g Pollen

Erwärmen Sie den Honig vorsichtig auf maximal 40°C, Pollen unterrühren, stehenlassen. Nach einer Stunde und nach einem Tag die Mischung noch einmal durchrühren. Dann müßten sich die Pollenkörner vollständig gelöst und gleichmäßig im Honig verteilt haben.

Schneller löst sich der Pollen, wenn Sie die Körner vorher einfrieren und dann fein mahlen (Kaffeemühle). Pollenhonig ist etwas fester, kristallisiert schneller und schmeckt etwas herber als normaler Honig. Es gibt auch Honige, die von Haus aus sehr viel Pollen enthalten. Fragen Sie Ihren Imker.

Magengeschwüre

Russische Ärzte empfehlen bei Magengeschwüren Honigwasser mit Pollenhonig. Kurmäßig sollte man es vier bis acht Wochen trinken, zwei Wochen pausieren, und wenn die Beschwerden noch nicht abgeklungen sind, wieder eine Kur machen.

Honigwasser mit Pollenhonig

200 ml Wasser · 1 Teelöffel Pollenhonig

Wasser auf Trinktemperatur erwärmen, Pollenhonig darin lösen. Vor jeder Mahlzeit langsam schluckweise trinken. Zu beachten ist der Säurezustand des Magens: Bei übersäuertem Magen trinken Sie das Honigwasser lauwarm eineinhalb bis zwei Stunden vor dem Essen. Bei zuwenig Säure trinken Sie den gelösten Pollenhonig kurz vor dem Essen mit kaltem Wasser.

Leber und Galle

Pollenhonig sollte auch zu Ihrer täglichen Ernährung gehören, wenn Sie zu Leber- und Gallenleiden neigen. Eine vierwöchige Kur mit täglich 20 bis 30 Gramm Pollenhonig (4 bis 6 Teelöffel über den Tag verteilt einnehmen) verbessert nachweislich die Laborwerte entsprechender Patienten. Näheres zur Leberfunktion lesen Sie im Kapitel Honig.

Herz und Kreislauf

Eine gute Durchblutung ist die Basis für einen funktionierenden Organismus. Zusammen mit Honig eingenommen stärkt Pollen Herz und Kreislauf, was wiederum viele andere Beschwerden lindert, zum Beispiel chronisch kalte Hände und Füße.

Arteriosklerose

Neben einem schwachen Herzen sind häufig verengte Gefäße die Ursache für Durchblutungsstörungen: Wir ernähren uns falsch, das Cholesterin im Blut steigt, lagert sich an den Gefäßwänden ab und verengt die Adern. Um trotzdem ausreichend Blut durch den Körper zu pumpen, erhöht das Herz seine Leistung, der Blutdruck steigt. Im Extremfall verstopft ein Gefäß oder eine Ader platzt: Der Betroffene erleidet einen Schlaganfall oder Infarkt. Pollen baut Cholesterin ab und beugt dadurch Ablagerungen vor. Pollen allein kann eine fette und vitalstoffarme Nahrung allerdings nicht wettmachen.

Blutarmut

Blutarmut ist der umgangssprachliche Ausdruck für Eisenmangel oder ein allgemein schlechtes Blutbild. Pollen kann eine differenzierte ärztliche Untersuchung nicht ersetzen. Wenn das Blutbild nicht so schlecht ist, daß gezielt Medikamente genommen werden müssen, ist eine Pollenkur angesagt: Nehmen Sie sechs bis acht Wochen lang täglich vier bis sechs Teelöffel Pollen zu sich. Wenn Sie Pollen begleitend zu einer Behandlung mit Medikamenten einnehmen wollen, sollten Sie Ihren Arzt darüber informieren, damit er Kontrollmessungen richtig bewerten kann.

Augen

Der hohe Vitamin-A-Gehalt im Pollen ist gut für die Augen. Er stärkt sie vor allem bei anstrengender Bildschirmarbeit und bei Sehstörungen speziell in der Dämmerung und der Nacht.

Haut

Pollen fördert die Erneuerung des Hautgewebes. Der hohe Gehalt an Vitamin A trägt dazu wesentlich bei. Mit der Einnahme von täglich 20 bis 30 Gramm Pollen gönnen Sie sich Kosmetik von innen. Pollen strafft die Haut und verhindert vorzeitiges Altern. Neben der innerlichen Pollenkur empfiehlt sich auch ein Honig-Pollen-Bad.

Honig-Pollen-Bad
(pflegt und erfrischt die Haut)

1 Liter Milch

150 g Honig · 2 Eßlöffel Pollen

Milch leicht erwärmen, Pollen und Honig darin lösen, ins Badewasser geben.

Dieses Bad enthält fast alles, was Sie Ihrer Haut an Gutem gönnen können: Eiweiß, Fett, Kohlenhydrate, Vitamine, Mineralien, Hormone und Spurenelemente. Es pflegt und erfrischt die Haut und ersetzt verlorengegangene Energie. Es durftet zart nach Honig.

Wenn Sie wollen, können Sie mit ätherischen Ölen ein exotisch duftendes Bad daraus machen. Mischen Sie unter die Bademilch:

10 Tropfen Sandelholz · 5 Tropfen Ylang-Ylang

5 Tropfen Orangenblüten (Neroli, süß)

oder Orangenschale (frisch)

Weitere Baderezepte finden Sie im Kapitel „Honig für Haut und Haar" unter dem Stichwort „Honigbäder".

Allergien

Die Pollenallergie gehört zu den verbreitetsten Allergien und äußert sich meist in Heuschnupfen, in selteneren Fällen auch in Atembeschwerden und Asthma. Jahrelang, manchmal ihr ganzes

Leben lang, quälen sich viele Allergiker, obwohl es mittlerweile eine wirksame Therapie gibt, die Desensibilisierung. Das Prinzip ist einfach: Man spritzt dem Patienten den Stoff, gegen den er allergisch ist, in einer Mini-Dosis. Das Immunsystem gewöhnt sich daran und verzichtet nach der Desensibilisierung auf eine allergische Reaktion.

Therapieerfolge stellen sich auch ein, wenn man Pollen einnimmt. Einer meiner Freunde unternahm dies ohne ärztliche Überwachung auf eigene Faust – erfolgreich. Da es sehr auf die Dosis ankommt, dürfte die Behandlung in Zusammenarbeit mit einem Therapeuten allerdings sicherer sein.

Für eine Desensibilisierung brauchen Sie unbedingt Pollen aus der Region, in der Sie leben. Eine Pollenmischung zum Beispiel aus Spanien ist dafür sinnlos. Pollen aus Ihrer Region bekommen Sie zuverlässig nur direkt beim Imker. Adressen können Sie über den Deutschen Imkerbund (siehe Anhang) erfragen. Die Desensibilisierung beginnen Sie im Spätherbst, damit Sie im zeitigen Frühjahr zur ersten Blüte (meist die Hasel) gewappnet sind gegen die kleinen staubigen Allergieauslöser. Als pauschale Dosis wird ein Teelöffel pro Tag empfohlen.

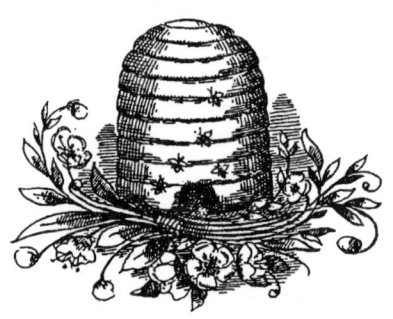

Königliche Nahrung: Gelée Royale

Gelée Royale gilt als Energielieferant par exellence. Fast wunderbare Kräfte werden ihm nachgesagt: Es soll Kraft und Ausdauer verleihen, nicht zuletzt auf sexuellem Gebiet, und ewige Jugend schenken.

Gelée Royale für die Königin

Gelée Royale kommt aus dem Französischen und heißt königliches Gelee. Das weißlich schimmernde Produkt ist ein wahres Wundermittel und wird von den sogenannten Ammenbienen produziert. So heißen die Arbeiterinnen von ihrem dritten bis zwölften Lebenstag, aber nur vom sechsten bis etwa zwölften Tag sind die Drüsen am Kopf aktiv, aus denen das Gelée Royale fließt.

Im perfekt organisierten Bienenstaat ist genau geregelt, wer in den Genuß des Gelée Royale kommt: alle Larven in den ersten drei Lebenstagen (deshalb auch Muttermilch der Bienen), die wenigen Königinnenlarven in den ersten fünf Tagen und die einzige Königin ihr ganzes Leben lang. Allein weil die Königinnenlarve zwei Tage länger mit Gelée Royale gefüttert wird, ist die Königin schon beim Schlüpfen etwa doppelt so groß wie andere Bienen, obwohl sie eine fünf Tage kürzere Entwicklungszeit hat. Nur bei ihr sind die weiblichen Geschlechtsorgane voll ausgebildet. Sie legt täglich 1500 bis 2000 Eier und lebt drei bis fünf Jahre, während es normale Bienen nur auf sechs Wochen (im Sommer) bzw. sechs Monate (über den Winter) bringen.

Doch wie kommt nun der Imker an den königlichen Futtersaft? Er nimmt dem Bienenvolk die Königin weg und fördert durch das Einhängen künstlicher Königinnenzellen das Füttern mit Gelée Royale. Aus den so gefüllten Näpfchen entnimmt er das Gelée

Royale, 200 bis 300 Milligramm pro Zelle. Ein mühsames Geschäft, das höchstens ein halbes bis ein Pfund Gelée Royale pro Sommer und Bienenvolk einbringt.

Eine Analyse des Gelée Royale ergibt neben viel Wasser (66 %), Zucker (14 %) und Fettsäuren (5 %) auffallend viele Aminosäuren (13 %), außerdem Mineralien, viele Vitamine vor allem der B-Gruppe, die die Hauterneuerung fördern, sowie antibakterielle und antibiotische Wirkstoffe.

Gelée Royale im Handel

Im Handel erhalten Sie Gelée Royale in reiner Form (10 ml kosten etwa 15 Mark) oder als 10-ml-Trinkampulle (etwa 5 Mark). Es schmeckt säuerlich, leicht scharf und ein wenig süß. Bienen produzieren den königlichen Futtersaft immer frisch, denn manche Bestandteile der empfindlichen Köstlichkeit verfliegen oder zersetzen sich schon nach wenigen Wochen. Deshalb immer kühl lagern (0 bis 5°C im Kühlschrank) und möglichst frisch verwenden. Oder Sie greifen zum pulverisierten (gefriergetrockneten) Gelée Royal. Die kleinen weißen Blättchen können Sie in Wasser wieder auflösen oder Sie kaufen Gelée Royale in praktischen Kapseln zum Einnehmen. Gefriergetrocknetes Gelée Royale soll dieselbe Wirkung wie frisches haben, manche Imker bezweifeln das allerdings. Von pulverisiertem Gelée Royale nehmen Sie nur ein Drittel der jeweils angegebenen Dosierung.

Möglichst kühl, auf jeden Fall unter 14°C, lagern gilt auch für alle Gelée-Royale-Cremes und Gelée-Royale-Honig. Wenn diese Bedingungen in Geschäften nicht erfüllt sind, sollten Sie das Produkt nicht kaufen.

Gelée Royale als Naturheilmittel

Über die Einnahme von Gelée Royale sollten Sie wissen: Zur Dosierung liegt den Packungen meist ein kleines Löffelchen bei. Wenn nicht, tauchen Sie einen Teelöffel mit dem Stielende einen

Zentimeter in das Gelée. Gelée Royale wird „sublingual" einge-nommen, das heißt, Sie legen die Portion unter die Zunge und lassen sie langsam zergehen. Wenn Sie das Gelée Royale sofort schlucken, zerstören die Magensäfte wertvolle Inhaltsstoffe, die im Mund über die Schleimhäute aufgenommen werden.

Wenn Ihnen das nicht schmeckt, mischen Sie das Gelée mit einem Teelöffel Blütenhonig und lassen die Mischung langsam im Mund zergehen. Auf keinen Fall schnell hinunterschlucken. Blü-tenhonig mit Gelée Royale können Sie auch auf Vorrat mischen:

Gelée-Royale-Honig

200 g Blütenhonig

5 g Gelée Royale

Gelée mit einer kleinen Menge Honig vermischen, dann in den restlichen Honig einrühren. Kühl und dunkel aufbewahren.

Kraft und Wohlbefinden

Gelée Royale wirkt antibiotisch, vielleicht sogar antiviral, und die besten Erfolge erzielen Sie, wenn Sie vorbeugend zum Königin-nenfuttersaft greifen. Eine Gelée-Royale-Kur zu Beginn der kalten Jahreszeit schützt Sie vor Grippe, Schnupfen und vermindert die Empfindlichkeit gegen Kälte. Im Oktober und November morgens täglich 300 Milligramm Gelée Royale unter der Zunge zergehen lassen.

Kindern, die sich im Kindergarten und in der Schule ständig irgendwelcher Erreger erwehren müssen, geben Sie 150 Milli-gramm täglich.

Streß und Leistungsdruck

Prüfungszeiten, persönliche Probleme, Spitzenzeiten in der Arbeit, anstehende Wettkämpfe bei Sportlern, Schwangerschaft und Geburt – wann immer besondere Leistungen von Ihnen gefordert werden, sollten Sie zum Gelée Royale greifen. Der

Erfolg einer sechswöchigen Kur mit täglich 500 Milligramm Gelée Royale liegt in der doppelten Wirkung: Der Körper wird mit lebenswichtigen Stoffen versorgt und damit leistungsfähiger, und gleichzeitig polstern Sie Ihre Psyche und wappnen sich gegen Streß.

Wenn Sie auf ein herausragendes Ereignis hinarbeiten, Wettkampf oder Prüfung beispielsweise, gönnen Sie sich eine Woche lang eine Maximaldosis von 1000 Milligramm täglich.

Eßstörungen und Appetitlosigkeit

Gelée Royale ist wie alle Produkte aus dem Bienenstock auch in hoher Dosierung unschädlich. Zum Beweis die Geschichte eines Ingenieurs, der zum Selbstversuch 40 Gramm Gelée Royale auf einmal aß. Einzige Nebenwirkung: ungewöhnlicher Heißhunger.

In normaler Dosis steigert Gelée Royale den Appetit - allerdings nur bei appetitlosen, oft untergewichtigen Menschen. Es ist gegen Eßstörungen zu empfehlen, sei es infolge von Streß oder nach langen Krankheiten, bei Frühgeborenen, Säuglingen oder im Alter: Nehmen Sie sechs Wochen lang jeden Morgen 500 Milligramm Gelée Royale ein, indem Sie es unter der Zunge zergehen lassen. Bei Kindern die Hälfte dosieren, bei Säuglingen reichen 100 Milligramm pro Tag.

Besonders sinnvoll ist der Einsatz des natürlichen Appetitanregers bei psychisch bedingten Eßstörungen, an denen immer mehr Mädchen und junge Frauen leiden. Hier können Sie in akuten Fällen als Anfangsdosierung eine Woche lang bis zu 1000 Milligramm täglich geben.

Schwäche

Gelée Royale hilft schwachen Menschen wieder auf die Beine: Es födert die Genesung nach Krankheiten und Operationen und baut auf nach Streß und Überanstrengung. Erklärt wird diese Steigerung der Vitalität durch die vermehrte Bildung der roten Blutkörperchen und eine damit verbundene bessere Aufnahme des Sauerstoffs im Gewebe. Besonders gut wirkt Gelée Royale bei

Kindern (Dosis: sechs Wochen lang jeden Morgen 100 bis 200 Milligramm) und alten Menschen (acht Wochen lang jeden Morgen 400 Milligramm).

Niedergeschlagenheit, leichte Depressionen, Angst

Gelée Royale hebt die Stimmung bei Niedergeschlagenheit und beruhigt gleichzeitig bei Angst, weil es die Sauerstoffaufnahme im Gehirn verbessert. Machen Sie die klassische Gelée-Royale-Kur im Januar und Februar, wenn die Tage grau und kurz sind und die fehlende Sonne auf die Psyche drückt: sechs Wochen lang jeden Morgen 500 Milligramm Gelée Royale unter der Zunge zergehen lassen. Zur Verstärkung empfiehlt es sich, gleichzeitig einen Löffel Honig zu genießen.

Alterungsprozeß

Ich will hier nicht der ewigen Jugend das Wort reden, man ist bekanntlich so alt wie man sich fühlt: Wer gesund, aktiv und leistungsfähig ist, wirkt jung. Gelée Royale mobilisiert die roten Blutkörperchen, und wirkt dadurch „verjüngend": Gönnen Sie sich viermal im Jahr eine kleine Gelée-Royale-Kur: 300 Milligramm Gelée Royale vier Wochen lang jeden Morgen unter der Zunge zergehen lassen.

Verdauungsstörungen und Koliken

Gelée Royale erleichtert die Verdauung, hilft bei Magen- und Darmkoliken und fördert den Stoffwechsel. In akuten Fällen sollten Sie auf jeden Fällen einen Arzt aufsuchen.

Bei chronischen Beschwerden ist eine mehrmalige Gelée-Royale-Kur zu empfehlen: sechs Wochen lang täglich 500 Milligramm zusammen mit einem Teelöffel Honig im Mund zergehen lassen, sechs Wochen pausieren, dann wieder kuren.

Haut

Alternde, müde Haut: An unserer Haut wird das Alter abgelesen: Müde, faltige Haut macht alt. Entscheidend ist die Erneuerungsfähigkeit der Haut, an der das Vitamin B5 (=Pantothensäure) einen großen Anteil hat. In keinem natürlichen Produkt ist soviel Pantothen enthalten wie im Gelée Royale. Gönnen Sie also Ihrer Haut Cremes mit Gelée Royale als täglichen königlichen Luxus.

Hornhaut, unreine Haut: Gelée Royale hilft bei verschiedenen Hauterkrankungen. Belegt sind Erfolge bei starker Hornhaut und trockener Pergamenthaut. Auch bei unreiner Haut mit starker Talgbildung und Akne sollten Sie über mehrere Wochen täglich 300 bis 500 Milligramm Gelée Royale einnehmen. Pflegen Sie trockene Haut mit Gelée-Royale-Creme und entzündete Stellen mit Propolistinktur. Näheres lesen Sie im Kapitel Propolis. Hier nur ein Rezept für Ölhonig.

Ölhonig

200 g Pollenhonig (180 g Honig und 20 g Pollen)
5 g Gelée Royale · 10 ml Propolistinktur
6 Tropfen ätherisches Lavendelöl
je 1 Teelöffel Weizenkeimöl, Haselnußöl und Avocadoöl

Den Pollenhonig schon am Vortag mischen und mehrmals umrühren.

Alle Zutaten außer Pollenhonig miteinander vermischen. Pollenhonig auf höchstens 30°C erwärmen, unter ständigem Rühren das Ölgemisch zugeben. Nach dem Erkalten noch einmal kräftig rühren und in einem fest verschließbaren Glas dunkel und kühl aufbewahren.

Tragen Sie den Ölhonig jeden Abend aufs Gesicht auf, leicht einmassieren und 20 Minuten einwirken lassen. Mit lauwarmem Wasser abspülen. Nie mit heißem Wasser waschen, das regt die Talg- und Fettproduktion der Drüsen zusätzlich an.

Die Haut als unser größtes Organ reagiert auch auf das seelische Befinden. Die Einnahme von Gelée Royale mit ihren positiven

Auswirkungen auf die Psyche und das Gesamtbefinden unterstützt deshalb den Heilungsprozeß. Nehmen Sie sich Zeit zum Einreiben mit Gelée-Royale-Creme oder -Gel: Die Haut genießt Ihre Zuwendung.

Sexualität

Impotenz: Beim Mann wirkt die Einnahme von Gelée Royale gegen Impotenz und sexuelle Schwäche, vor allem wenn das Alter oder Streß auf Lust und Leistungsfähigkeit drücken.

Lassen Sie für eine Gelée-Royale-Kur sechs Wochen lang jeden Morgen 500 Milligramm unter der Zunge zergehen.

Frigidität: Bei Frauen soll Gelée Royale gegen Frigidität helfen, besonders wenn eine unausgeglichene Psyche oder gar Depressionen den Spaß nicht nur am Sex, sondern überhaupt am Leben nehmen. Dann kann dieselbe Kur wie eben bei männlicher Impotenz angeführt helfen.

Eine Anmerkung sei hier erlaubt: Gelée Royale bleibt wirkungslos, wenn sich Phantasie, Zuneigung und Vertrauen aus dem gemeinsamen Bett verabschiedet haben.

Menstruationsbeschwerden: Gelée Royale reguliert die monatlichen Blutungen der Frau – besonders erfolgreich dann, wenn Psyche und Streß Krämpfe und Schmerzen verursachen oder die Regel ganz ausbleibt. Sie können jederzeit mit einer achtwöchigen Kur beginnen: Lassen Sie 400 Milligramm Gelée Royale jeden Morgen unter Ihrer Zunge zergehen. Pausieren Sie dann zwei Zyklen lang und wiederholen Sie die Kur bei Bedarf.

Aufgrund hormonartiger Substanzen kann Gelée Royale auch Menstruationsschwankungen bei jungen Mädchen oder Frauen in den beginnenden Wechseljahren ausgleichen. Es empfiehlt sich eine dreimonatige Kur mit geringer Dosis: 100 Milligramm für Mädchen, 200 bis 300 Milligramm für Frauen.

Wechseljahre: Die Hormonumstellung, aber auch diffuse Ängste vor den Wechseljahren und dem Älterwerden, können eine ganze Reihe von Beschwerden verursachen: plötzliches Hitzegefühl, Schweißausbrüche, Schwindel, Herz- und Verdauungsbeschwerden, Schlafstörungen, psychische Labilität bis hin zu Depressionen. Hier kann eine längere Kur mit Gelée Royale helfen. Tests mit einem kombinierten Gelée-Royale-Pollen-Präparat waren sehr erfolgreich, einige Frauen meldeten sogar schon nach wenigen Tagen eine Besserung.

Nehmen Sie mindestens zwei Monate lang jeden Morgen 200 bis 400 Milligramm Gelée Royale und lassen es unter der Zunge zergehen.

Rheumaschmerzen

Gelée Royale wird eine besondere Wirkung auf die Nebennieren zugeschrieben. In der Rinde dieses Organs produziert unser Körper bekanntlich Cortison, welches rheumatische Beschwerden lindert. Gelée Royale wirkt vor allem bei Arthrose und Rheuma schmerzlindernd. Auch bei Schmerzen unbekannter Herkunft, die eventuell mit Nervenleiden verbunden sind, können Sie mit Gelée Royale eine Linderung erreichen.

Machen Sie eine Kur mit 300 bis 500 Milligramm täglich, die Sie morgens unter der Zunge zergehen lassen.

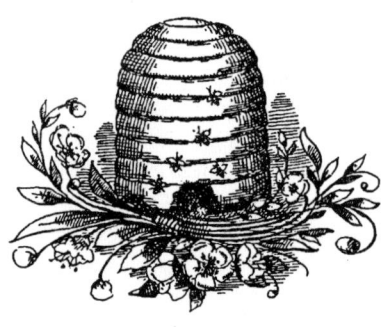

Antibiotikum aus der Natur: Propolis

Sie ist unansehnlich braun, klebrig und zäh – doch in ihrem enormen Leistungsspektrum ebenso beeindruckend wie die anderen Bienenprodukte: die Propolis. Das ungewöhnliche Wort erinnert nicht zufällig an die Akropolis in Athen: Propolis, Betonung auf der ersten Silbe, kommt aus dem Griechischen, bedeutet „vor der Stadt" und meint damit Wächter und Verteidigungsanlagen. Die Bienen bilden mit der Propolis einen Wall gegen alle Gefahren von außen: Sie verkleben Ritzen, flicken Löcher und kitten beschädigte Stellen. Bienenkittharz nennt sich die Propolis deshalb auf deutsch.

Bauen, kleben, abwehren

Nachdem Sie über die vielseitigen Bienen mittlerweile einiges wissen, dürfte es Sie kaum überraschen, daß die Arbeitstiere ihren Bau-, Kleb- und Abwehrstoff selbst sammeln. Sobald sie keinen Nektar finden, schwenken sie von der Futtersuche aufs Baustoffehamstern um: Harz von verletzten Baumrinden und Blattknospen packen sie in ihre Körbchen am hinteren Beinpaar und liefern das Baumaterial an der jeweils aktuellen Baustelle im Bienenstock ab. Die Stockbienen reichern das Harz mit Wachs und Speichel an, bevor sie es einbauen. Als Harzquelle bevorzugen die Bienen Pappeln, nutzen aber auch viele andere Bäume. Abhängig von der Baumsorte ist die Propolis gelb bis schwarzbraun, teilweise rötlich bis violett.

Die klebrige Propolis macht nicht nur den Bienenstock nach außen dicht. Sie ist ein echtes Antibiotikum und schützt die Bienen vor allen Infektionen: Im Bienenstock gibt es keine Keime. Auf Bienen leben weder krankmachende Bakterien noch Viren, damit nehmen sie eine Sonderstellung im Tierreich ein. Wenn die Sammlerinnen mit ihren Schätzen nach Hause kommen, passieren sie eine breite Propolisbank am Flugloch – eine unüberwindliche Hürde für alle Erreger irgendwelcher Krankheiten, die sich sonst im engen, warmen Bienenstock rasend schnell ausbreiten könnten.

Wenn keimbesetzte Tiere in einen Stock eindringen – Mäusen gelingt das hie und da – stechen die Bienen sie zu Tode und überziehen sie mit einer Schicht aus Propolis und Wachs. So mumifiziert kann von der Leiche keine Gefahr fürs Bienenvolk ausgehen.

Propolis als Heilmittel

Dieses Antibiotikum, das wirksamste, das aus natürlicher Produktion bekannt ist, nützt der Mensch für Heilzwecke. Propolis hilft bei Entzündungen, ohne die Nebenwirkungen vieler chemisch produzierter Antibiotika hervorzurufen. Besonders kranke und verletzte Haut heilt unter Propolisbehandlung schnell. Der hohe Wachsanteil des Bienenkittharzes unterstützt die keimtötende Wirkung durch sanfte Pflege der strapazierten Haut. Neben Harzen (über 50 %) und Wachs (bis 30 %) enthält die Propolis ätherische Öle (bis 10 %), Pollen (5 bis 10 %) sowie organische Säuren, Mineralstoffe, Spurenelemente, Vitamine und Antibiotika.

Salben, Stückchen und Tinkturen

Propolis kratzen die Imker im Herbst von den Rähmchen ab, wenn diese nicht mehr zur Honigernte gebraucht werden. Von 30 Völkern bekommt man auf diese mühselige Art und Weise etwa ein Kilo Propolis im Jahr.

Die gewerbsmäßige Propolisproduktion regen Imker durch einen Trick an: Sie hängen ein Gitter in den Bienenstock, sorgen für leichte Zugluft, und sofort beginnen die Bienen die Löcher fleißig zu kitten. Haben sie alles geflickt, sprich: mit Propolis gefüllt, nimmt der Imker das Gitter heraus und kühlt es ab, bis die Propolis brüchig wird.

Die Stückchen werden pur zerkaut, in Honig eingelegt, in Alkohol gelöst, pulverisiert oder anders weiterverarbeitet. Propolis bekommt man nur bei gut sortierten Imkern. Hobby-Bienenhalter nutzen das wertvolle Antibiotikum in der Regel selbst und beglücken höchstens ihre Familie und einen engen Bekanntenkreis damit. Apotheken, Drogerien und Reformhäuser bieten Propolis in Stückchen oder pulverisiert, als Tinktur (Tropfen) oder Bonbons, in Cremes oder Kapseln an. Reine Propolis ist das teuerste Bienenprodukt. Zehn Gramm Pulver oder 50 ml einer Tinktur oder Salbe kosten 10 bis 100 Mark, wobei billig nicht schlecht heißen muß. Der Imker aus der Gegend, zu dem man Vertrauen hat, ist die beste Adresse. Eine Tube Propoliszahnpasta kostet um die 10 Mark, Propoliscremes bewegen sich wie Kosmetika in einem breiten Preisspektrum. Sie pflegen hervorragend, sind aber für Heilzwecke zu schwach konzentriert.

Propolistinktur selbstgemacht

Sie können Propolistinktur einfach selbst herstellen. Achten Sie beim Kauf der Rohpropolis darauf, daß sie möglichst viele dunkle, glasharte Stücke enthält. Ihnen wird eine stärkere Heilkraft zugesprochen. Nachfolgend zwei verschiedene Rezepte:

Propolistinktur I

40 g Propolisstückchen
100 ml Weingeist (98 % Alkohol)
100 ml abgekochtes Wasser

Propolis und Weingeist in eine Flasche geben, täglich mindestens zweimal schütteln, an einem warmen, dunklen Ort stehenlassen, sechs Wochen lang, besser noch ein halbes Jahr. Je länger die Lösung steht, desto besser löst sich die Propolis. Am Ende abseihen oder mit einer Pipette abziehen und die nächste Tinktur auf dem alten Satz ansetzen. Lösung zur innerlichen Einnahme mit 100 ml Wasser verdünnen.

Propolistinktur II

100 ml Weingeist (96,5 % Alkohol)

30 g Propolisstückchen

Propolis und Weingeist in eine Flasche geben, täglich mindestens zweimal schütteln, an einem warmen, dunklen Ort stehenlassen. Nach zwei Wochen sollte die Lösung gesättigt sein. Vorsichtig in ein anderes Gefäß umfüllen, denn normalerweise bleibt ein Bodensatz, der aus überschüssiger Propolis und Verunreinigungen besteht. Sie können diesen Rest nochmal mit Alkohol ansetzen und erhalten dann eine dünnere Lösung, die Sie am besten durch ein Tuch abseihen. Das Tuch anschließend auspressen.

Mit diesen Tinkturen haben Sie die Ausgangsstoffe für eine selbstgerührte Propolissalbe und für viele weitere Anwendungen.

Vosicht Flecken!

Eine Warnung noch: Propolis hilft gegen vieles, aber nichts hilft gegen Propolisflecken. Gehen Sie also vorsichtig mit der dunkelbraunen, bitteren Tinktur um. Sie kann außerdem Silber- und Cromarganlöffel stumpf machen. Greifen Sie am besten zum Kunststoff- oder Glaslöffel.

Rezepte und Anwendungen

Wie bei allen Stoffen kann es auch Menschen geben, die gegen Propolis allergisch sind. Wenn Sie auf Pappeln überreagieren, gehen Sie nur mit äußerster Vorsicht an die Propolis heran. Sollten Sie nach der Einnahme oder dem Auftragen von Propolis allergisch reagieren, brechen Sie die Behandlung sofort ab.

Hautprobleme

Grundsätzlich nicht einsetzen sollten Sie Propolissalbe auf nässenden Ekzemen. Propoliscreme können Sie fertig in der Apotheke kaufen oder auch selbst rühren. Hier einige Rezepte:

Propoliscreme I

50 g Bienenwachs

10 bis 20 ml Propolistinktur

Bienenwachs vorsichtig schmelzen, Propolistinktur auf etwa 35°C erwärmen, unter ständigem Rühren tropfenweise zugeben, so lange rühren, bis die Creme kalt ist. Ergibt eine sehr feste Creme, die Sie gründlich einmassieren müssen. Pflegt vorsichtig aufgestrichen auch wunde, gereizte und trocken-rissige Haut.

Propoliscreme II
(mit Vaseline nach Dr. Schaper)

100 g Vaseline

40 ml Propolislösung

5 g Bienenwachs

Wachs und Vaseline in einem Becherglas oder alten Marmeladenglas im Wasserbad vorsichtig schmelzen. Unter Rühren auf unter 40°C abkühlen lassen und Tinktur tropfenweise einrühren.

Propoliscreme III
(mit Lanolin)

100 g Lanolin

40 ml Propolislösung

7,5 g Bienenwachs

Zubereiten wie Propoliscreme II.

Propoliscreme IV
(mit Butter)

60 g Butter · 50 g Pollen
40 g Honig
30 g Propolisextrakt
10 g Gelée Royale

Honig, Pollen und Gelée Royale mischen, möglichst etwas stehenlassen und nochmals rühren. Butter schmelzen, Propolis einrühren, abkühlen lassen, mit der Honigmischung gründlich verrühren, kalt aufbewahren.

Diese Creme können Sie als echtes Universalmittel nicht nur äußerlich anwenden, sondern auch einnehmen.

Aknecreme

Propolis hilft bei Akne, sowohl bei der einfachen Acne comedonica als auch bei Acne pustolosa und Acne conglobata. Pflegen Sie die Haut mit Propolissalbe und behandeln Sie die befallenen Stellen möglichst mehrmals täglich mit Tinktur, die Sie mit dem Wattebausch auftragen. In schweren Fällen nehmen Sie dreimal täglich 5 Tropfen Tinktur ein, als Kur zwei Wochen lang. Propolis läßt die Pusteln rasch abheilen und beugt der Narbenbildung vor.

15 g Heilerde · 10 ml Kamillenöl
3 Tropfen ätherisches Pfefferminzöl
20 Tropfen Propolistinktur

Das Kamillenöl leicht erwärmen, restliche Zutaten unterrühren bis eine glatte Paste entstanden ist. In einem Cremetöpfchen aufbewahren. Diese konzentrierte Creme immer nur auf einzelne Pickel und entzündete Mitesser auftragen, nicht großflächig anwenden.

Trockene Ekzeme
(Neurodermitis, Gürtelrose, Schuppenflechte)

15prozentige Propolissalbe können Sie bei allen Formen von trocken-schuppigen, juckenden Hautkrankheiten und Ekzemen nehmen. In leichten Fällen morgens und abends eincremen, bei schweren Fällen – nicht ohne Rücksprache mit dem behandelnden Arzt – einen Salbenverband länger einwirken lassen. Wenn die befallenen Stellen abheilen, hinterlasssen sie bei Propolisanwendung meist keine Narben.

Sie können die äußere Anwendung durch eine innerliche Propoliskur unterstützen: Nehmen Sie eine Woche lang täglich zweimal eine Propoliskapsel oder 5 Propolistropfen in Honig zu sich.

Abszesse und Geschwüre

Gaze mit Propolistinktur tränken und auf die betroffene Stelle auftragen. Den Rand der Wunde mit Propolissalbe behandeln. Große Abszesse und Geschwüre gehören allerdings in ärztliche Behandlung.

Herpes

Was als Herpes bezeichnet wird, ist der Ausbruch einer Vireninfektion, meist an den Lippen oder – sehr schmerzhaft – in der Schamgegend. Die Herpesviren haben sich in den meisten Menschen eingenistet, eine erfolgreiche Attacke gegen uns gelingt ihnen aber nur, wenn der Köper geschwächt ist. Das ist zum Beispiel bei Fieber der Fall. Dann ringt der Körper mit anderen Erregern, und die Herpesviren nutzen die Gunst der Stunde, was zum Namen Fieberbläschen geführt hat. Auch zuviel Sonne strapaziert den Körper, weswegen manche Menschen „ihren Herpes" nach zu langen Sonnenbädern bekommen. Auch die volkstümliche Erklärung „Du hast den falschen Mann geküßt/vom falschen Glas getrunken" ist stimmig, denn auch Ekel oder psychischer Streß schwächen die Abwehrkräfte des Körpers.

Herpes kündigt sich durch spannende Lippen und Juckreiz an: Pinseln Sie möglichst sofort Propolistinktur auf die Stelle, hier zählt jede Stunde. Der Ausbruch ist dann oft schon gar nicht mehr so schlimm. Zweimal Tinktur auftgragen pro Tag genügt: Sie lindert die Schmerzen sofort und beschleunigt das Abheilen. Normalerweise sind Sie die Bläschen nach zwei Tagen los und die Wunde heilt narbenfrei ab. Ihr geschwächtes Immunsystem kitten sie durch die Einnahme von Propolis: Kauen Sie rohe Propolisstückchen und geben Sie dabei etwas von Ihrem Speichel auf die befallene Stelle.

Hühneraugen und Warzen
Die Volksmedizin setzt Propolissalbe schon lange gegen Hühneraugen und Warzen ein. Russische Fußpfleger arbeiten ebenfalls damit. Reiben Sie sich morgens und abends damit ein. In extremen Fällen hilft ein Salbenverband, aber dann sollten Sie auch zum Arzt oder Heilpraktiker gehen.

Wunde Haut
Babys wunden Po, gereizte oder aufgeschürfte Haut, wundgelegene Stellen bei bettlägrigen Patienten oder den „Wolf" bei Radlern und Reitern können Sie mit Propolissalbe pflegen und heilen. Bei offenen Wunden lesen Sie bitte den nächsten Abschnitt.

Wunden
Die Propolis ist _das_ Wundheilmittel: Wie und wo auch immer sich Ihre Haut verletzt hat, greifen Sie zur Propolis. Sie lindert Schmerzen, beugt Infektionen vor, säubert die Wunde, fördert den Heilungsprozeß und verhindert darüber hinaus häßliche Narben. Einige Anwendungsbeispiele:

Verbrennungen
Bei Verbrennungen ist Propolissalbe ein hervorragendes Wundheilmittel. Propolis hält die Wunde keimfrei, lindert den Schmerz und läßt die Verbrennung narbenfrei abheilen. Frische Wunden vorsichtig mit propolisgetränkter Gaze bedecken, trockene Wunden mit Propolissalbe pflegen.

Schnitte, Risse, Schürfungen

Gaze mit Propolistinktur beträufeln und auf die Wunde legen. Bei kleinen Wunden genügt ein Tropfen direkt auf die offene Stelle oder Sie zerkauen ein rohes Propolisstückchen und geben den Speichel auf die Verletzung. Das stillt die Blutung, verhindert Entzündungen und fördert den Heilungsprozeß. Wundränder pflegen Sie mit Propolissalbe.

Nabel

Eine besondere „Wunde" ist der Nabel bei Neugeborenen. Manche Völker pflegen ihn mit Propolissalbe: Sie desinfiziert und fördert die Heilung. Fragen Sie Ihre Hebamme oder den Kinderarzt.

Fremdkörper

Stachel und Dornen, Rost und Erde können aus einer unscheinbaren Verletzung einen Eiterherd machen. Viele Ärzte früherer Jahrtausende, zum Beispiel der Grieche Dioscorides und der Perser Avicenna, heben die „herausziehende" Wirkung der Propolis hervor. Behandeln Sie Wunden wie oben beschrieben. So machen Sie auch Fremdkörper unschädlich. Dornen, Steine oder ähnlich große Stück sollten Sie natürlich mit einer Pinzette entfernen.

Große Wunden

Propolis wird von Ärzten und Heilkundigen von alters her bei großen Wunden und Verletzungen bis hin zu Amputationen eingesetzt. Weil ihnen andere Medikamente fehlten, verwendeten russische Ärzte die Propolis auch in den Weltkriegen – und stellten fest, daß das Bienenprodukt manchem herkömmlichen Wund- und Schmerzmittel überlegen war. Das Bienenkittharz „kittet" große Hautdefekte, weil es den Regenerationsprozeß der Haut fördert. Die entzündungshemmende und kühlende Wirkung unterstützt den Heilungsprozeß und verhindert Infektionen und Eiterherde in der offenen Wunde. Im Altertum kombinierten die Ärzte Propolis mit Honig zur Wundheilung.

Bakterien, Viren, Pilze

Generell tötet Propolis viele Bakterien, Pilze und Viren ab, wobei wissenschaftliche Untersuchungen zu verschiedenen Ergebnissen kamen. So ist beispielsweise umstritten, ob die Harze aus dem Bienenstock gegen Staphylokokken wirken. Sicher ist: Die Propolis verursacht keine Nebenwirkungen und die Erreger entwickeln keine Resistenz, wie es immer mehr Bakterienstämme in Bezug auf chemische Antibiotika geschafft haben. Für die praktische Anwendung heißt das: Sie können Propolis unbesorgt einnehmen, sie schadet auf keinen Fall und in vielen Fällen hilft sie hervorragend. Bisweilen ist eine doppelte Therapie zu empfehlen: innerliche Einnahme von Kapseln, Tabletten oder Tinktur und äußerliche Anwendung von Salbe oder Tinktur.

Steigerung der Abwehrkräfte

Unser eigenes Immunsystem sollte uns eigentlich vor Krankheiten und Infektionen bewahren und mit eingedrungenen Erregern fertig werden. Doch die meisten Menschen leben heute mit einem geschwächten Immunsystem: Schlechte Ernährung, wenig Bewegung, Streß und die Umweltverschmutzung sind schuld daran. Mit Propolis können Sie nicht nur direkt Erreger bekämpfen, die Propolis stärkt und unterstützt auch Ihr Abwehrsystem. Machen Sie im Herbst und im Frühjahr vorbeugend eine Propolis-Kur: Sechs Wochen lang täglich ein Löffelchen Propolis gründlich zerkauen oder einen halben Teelöffel Propolistinktur einnehmen. Wenn Sie den bitteren Geschmack nicht mögen, geben Sie die Tinktur in ein halbes Glas Wasser (es wird milchig dabei).

Schmerzen

Das Schmerzempfinden der Menschen ist individuell verschieden. Das hängt vermutlich mit der allgemeinen psychischen Situation und mit dem vegetativen Nervensystem zusammen. „Vegetativ" sind alle Vorgänge in unserem Körper, die wir nicht bewußt steuern können. Wir können beispielsweise die Augen drehen oder die Hand heben, aber wir können nicht steuern, daß unsere Leber arbeitet oder unsere Nerven Reize weiterleiten. Die Propolis wirkt ausgleichend auf das vegetative Nervensystem und lindert so Schmerzen. Propolis kann deshalb unter anderem bei diffusen Schmerzen, deren Ursache nicht feststellbar ist, helfen.

Die schmerzlindernde und betäubende Wirkung von Propolis wird von Ärzten in Osteuropa teilweise bei Nasen- und Zahnoperationen ausgenutzt, vor allem dann, wenn der Patient andere Betäubungsmittel nicht verträgt. In Rußland sind entsprechende Forschungen weiter gediehen als bei uns: Seit den fünfziger Jahren arbeiten Zahnärzte dort mit Propolislösungen zur Betäubung. Nach der Behandlung lindert Propolis den Nachschmerz und fördert die Heilung. Bei offenen Wunden helfen Spülungen: Fünf Tropfen Propolis auf lauwarmen Kamillentee geben.

Zahnschmerzen

Die Propolis hilft gegen akutes Zahnweh: Träufeln Sie Tinktur auf einen Wattebausch und legen ihn auf die betroffene Stelle, oder massieren Sie die Tinktur pur in der betroffenen Region ins Zahnfleisch ein. Propolis kauen kann helfen, wenn nicht das Kauen an sich schmerzt.

Ischias

Wer chronisch unter Ischias leidet und immer wieder Anfälle bekommt, wem die Spritze des Arztes nur Linderung auf Zeit verschafft, sollte eine Behandlung mit Propolis versuchen. Berichtet wird der Fall eines Schweden, der mit 46 Jahren wegen Ischias bettlägrig war. Salbenverbände mit Propolissalbe halfen ihm wieder auf die Beine.

Für einen Salbenverband bestreichen Sie die schmerzende Region mit einer dünnen Schicht Salbe (nicht einmassieren). Legen Sie zum Schutz ein Mullstück darüber und verbinden die betroffene Körperregion. So nimmt die Haut über längere Zeit den Wirkstoff auf.

Wirbelsäulenleiden

Propolis wurde in klinischen Tests erfolgreich gegen Halswirbelsäulen- und Brustwirbelsäulen-Syndrome eingesetzt. Dabei reichen die Beschwerden von Verspannungen bis zu starkem Kopfweh. Die beste Wirkung zeigt die Creme, wenn sie einmassiert wird. Das überlassen Sie am besten einem Masseur, denn mit einer falschen Massage kann man mehr kaputt machen als verbessern.

Sehnenscheidenentzündung

Sportler kennen sie als Tennisarm, Sekretärinnen bekommen sie vom vielen Tippen: die Sehnenscheidenentzündung. Diese ausgesprochen schmerzhafte Entzündung befällt den Unterarm, und zwar Muskeln, Sehnen und Sehnenscheide zusammen. Überanstrengung löst die Krankheit aus, wer sie einmal hat, bekommt sie meist immer wieder. Hier hilft Propolissalbe, bei schweren Fällen als Salbenverband. Sie müssen Ihren Arm aber unbedingt ruhigstellen, und zwar möglichst beide Arme, da der kranke Arm oft unbewußt mitarbeitet, wenn der gesunde etwas tut.

Insektenstich

Ein Tropfen Propolis auf die Einstichstelle lindert die Schmerzen eines Insektenstiches. Propolis verhindert außerdem, daß sich der Stich entzündet.

Durchblutung

Propolis fördert die Durchblutung. Haben Sie häufig kalte Hände und Füße, dann reiben Sie die betroffenen Regionen regelmäßig mit Propolissalbe ein. Die innerliche Einnahme von Propolis kann bei vielen Beschwerden, auch organischen, helfen, die durch eine schlechte Durchblutung verursacht wurden.

Als Folge schlechter Durchblutung treten vor allem bei älteren Menschen Gefäßkrämpfe auf. Wenn Sie darunter leiden, massieren Sie sich jeden Abend vor dem Schlafengehen die betroffenen Arme oder Beine mit Propolissalbe.

Entgiftung

Wissenschaftlich bewiesen ist es nicht, doch wird immer wieder berichtet, daß die Propolis den Körper entgiftet, vor allem von Schwermetallen – eine wertvolle Eigenschaft angesichts der Umweltbelastungen, denen unser Körper Tag für Tag ausgesetzt ist. Für Raucher, wenn sie ihr Laster schon nicht lassen können, sollte die Propolis zur Pflichtarznei werden: Sie baut angeblich Teerablagerungen ab und fördert außerdem, wie oben beschrieben, die Durchblutung. Lutschen Sie regelmäßg Propolisbonbons.

Mund und Rachen

Propolis wirkt positiv auf alle Schleimhäute. Sie können die Wirkung unmittelbar spüren: Nehmen Sie einen Schluck von in Wasser gelöster Propolistinktur und spülen Sie den Mund damit: Wie eine Schutzschicht kleidet die Propolis den Raum aus, beruhigt, schützt und heilt.

Mundgeruch hat seine Ursache entweder im Magen oder im Mund- und Rachenbereich. Das Kauen roher Propolisstückchen, mehrmals täglich, bis der Geruch weg ist, tötet Bakterien und andere Keime ab und hilft dem Magen bei der Verdauung.

Wer den Propolisgeschmack pur nicht mag, greift zu Propolisbonbons: Sie schmecken nach Honig oder Karamel. Auch Gurgeln und Spülen hilft: 5 Tropfen Propolistinktur auf ein Glas lauwarmen Pfefferminztee geben. Reinigt Mund und Rachen.

Halsentzündungen: Rohe Propolis kauen oder Bonbons lutschen, anfangs im zweistündigen Abstand, hilft bei vielen Entzündungen der Mund- und Rachenschleimhäute und lindert die Schmerzen. So lange anwenden, bis eventuelles Fieber sinkt und Schluckbeschwerden verschwinden. Zur Unterstützung können Sie zusätzlich Propolis gurgeln.

Gurgellösung

5 Tropfen Propolistinktur auf ein Glas lauwarmen Kamillen- oder Salbeitee geben.

Gurgellösung mit ätherischen Ölen

Je 1 Tropfen ätherisches Öl:
Pfefferminze
Tea Tree (Teebaum)
Thymian
Lavendel
20 ml Propolistinktur

Ätherische Öle und Tinktur miteinander verschütteln, drei Tropfen davon auf ein halbes Glas warmes Wasser geben und gurgeln. Nicht schlucken!

Mandeln: Wie schon mehrmals in diesem Buch gesagt: eine schwere Entzündung gehört in die Hände eines Arztes oder Heilpraktikers. Eine in den Anfängen verschleppte oder gar falsch behandelte Entzündung kann schwere Komplikationen und Folgeschäden verursachen.

Propolis hilft bei Mandelentzündungen und sollte auch und vor allem bei hartnäckig und immer wiederkehrenden Erkrankungen ausprobiert werden: 20 Tropfen Propolistinktur auf einen Löffel Honig geben und langsam im Mund zergehen lassen, schlucken. Alle paar Stunden einnehmen. Zusätzlich Propoliswasser (5 Tropfen Propolistinktur auf ein Glas lauwarmes Wasser) gurgeln. Bei abklingenden Beschwerden Dosierung und Häufigkeit reduzieren.

Nach Mandeloperationen hilft Propolis die Blutung stillen.

Zahnfleisch: Propolis hilft bei Zahnfleischentzündungen und Zahnfleischschwund (Parodontose). Wenn das Zahnfleisch dunkelrot statt rosa ist, leicht blutet, vor allem beim Zähneputzen, oder prall und gereizt ist, so daß jede Berührung weh tut, lindert Propolis: Ursache der Beschwerden sind fast immer Bakterien, die sich in den Zahnzwischenräumen oder im entzündeten Gewebe einnisten. Bei leichten Beschwerden und zur weiteren Vorbeugung hilft Propoliszahncreme oder -zahnpulver. Nehmen Sie eine weiche Zahnbürste – eine harte reizt das entzündete Gewebe zusätzlich – massieren Sie Ihr Zahnfleisch in kleinen kreisenden Bewegungen ausgiebig. Spülen und gurgeln Sie mit selbstgemachtem Mundwasser: 7 Tropfen Propolistinktur auf eine Tasse lauwarmen Pfefferminztee.

In schwereren Fällen: Propolis roh kauen oder Bonbons lutschen, Propolistinktur auf betroffene Stellen auftragen, zur Unterstützung der Gewebeerneuerung die Tinktur innerlich einnehmen: auf einen Löffel Honig träufeln und im Mund zergehen lassen. Dreimal täglich je fünf bis zehn Tropfen. Speziell für die Anwendung bei Parodontose gibt es auch ein Gel zum Einmassieren.

Geschwüre, Aphthen: Die kleinen, rot entzündeten, offenen Stellen im Mund machen manchen Menschen das Leben zur Hölle. Jede Berührung durch die Zunge schmerzt, das Essen wird zur Qual. Behandeln Sie die befallenen Stellen dreimal täglich mit Propolistinktur, am praktischsten mit einem weichen Pinselchen. Kauen Sie einmal täglich kleine Propolisstückchen oder lutschen Sie Propolisbonbons.

Magen, Darm

Geschwüre: Bei Magen- und Darmgeschwüren hilft Propolistinktur. Sie lindert Schmerzen und fördert den Heilungsprozeß. Auch bei chronischen Geschwüren verspricht die Propolis Linderung, selbst wenn viele andere Medikamente bereits erfolglos ausprobiert wurden.

Empfohlen wird bei Magenentzündungen meist die Einnahme von Kapseln: In den Gelatineförmchen befindet sich pulverisierte

Propolis. Die Gelatine löst sich erst im Magen auf, und die Propolis kann dort ihre wohltuende Wirkung entfalten. Dosierung: Nehmen Sie eine Woche lang jeweils nach den Mahlzeiten eine 2-g-Kapsel.

Zur Unterstützung kauen Sie rohe Propolis oder, wenn sie Ihnen nicht schmeckt, lutschen Sie Propolisbonbons.

Auch Menschen mit empfindlichem, nervösen Magen leistet die Propolis ausgezeichnete Dienste: Nehmen Sie vor jeder Mahlzeit einen kleinen Plastiklöffel halbvoll mit Propolistinktur. Wenn Sie den bitteren Geschmack nicht mögen, lösen Sie die Propolis in einem halben Glas Wasser auf. Das Wasser wird dabei milchig trüb. Hier zudem nochmals das Rezept für einen Magenbitter mit Propolis:

Magenbitter

1 Likörgläschen reifer Bärenfang

15 Tropfen Propolistinktur

Propolis in den Bärenfang tropfen. Das ergibt einen bittersüßen Magenschnaps von hervorragender Bekömmlichkeit. Ein Gläschen davon befreit Sie von Magendrücken, Völlegefühl und dem undefinierbaren flauen Gefühl im Magen.

Salmonelleninfektion: Die Propolis bekämpft mit ihrer antibiotischen Wirkung auch Salmonellen. Bei leichten Infektionen sollten Sie drei Tage fasten, magenschonende Tees trinken und dreimal täglich eine Propoliskapsel schlucken oder Propoliskörnchen nach Gebrauchsanweisung auf der Packung zerkauen. Vorteil der Propolis: Sie bekämpft die Erreger, ohne die Magen- und Darmflora zu zerstören.

Aber Vorsicht: Eine ausgewachsene Salmonelleninfektion gehört unbedingt in die Hand eines professionellen Therapeuten. Wenn nicht innerhalb eines Tages eine Besserung eintritt oder bei

hohem Fieber sollten Sie unbedingt einen Arzt oder Heilpraktiker aufsuchen.

Hämorrhoiden: Keiner redet gerne davon, aber sie sind ein
Volksleiden: Hämorrhoiden, Verdickungen der Adern am After,
die sich zu kleinen blutgefüllten Säckchen entwickeln können.
Harter Stuhlgang fördert ihre Bildung. Propolis, innerlich eingenommen, reguliert die Darmtätigkeit. Außerdem hilft das Einreiben des Afters mit Propolissalbe. Nach jedem Stuhlgang sollte
man einen mit Propolissalbe bestrichenen Analdehner verwenden. Das kegelförmige Teil bekommt man in der Apotheke. Seine
Anwendung empfinden zwar viele Menschen als unangenehm,
aber es wirkt meist verblüffend schnell, da es die Hämorrhoiden
zurückschiebt und die Salbe in den Darm bringt.

Blasenentzündung

Dreimal täglich eine Propoliskapsel einnehmen. Achten Sie
außerdem darauf, daß Sie genung trinken, damit die Erreger lau-
fend ausgeschwemmt werden: Der Mensch braucht zwei bis drei
Liter Flüssigkeit am Tag. Gehen Sie oft auf die Toilette, auch
wenn es weh tut und brennt. Behandeln Sie etwa vier Wochen
lang, auch wenn die Beschwerden längst abgeklungen sind, da
Blasen- und Niereninfektionen oft wiederkehren und dann die
Gefahr einer chronischen Erkrankung droht.

Scheiden-, Eileiter- und Eierstock-Entzündungen

Viele Frauen kennen das Problem aus eigener Erfahrung: Eine wie
auch immer geartete Entzündung wird mit Antibiotika behandelt.
Diese töten nicht nur die unerwünschten Bakterien ab, sondern
zerstören gleich die ganze Scheidenflora mit. Die ist jetzt schutz-
los neuen Erregern ausgeliefert und die nächste Infektion ist vor-
programmiert, ein Teufelskreis entsteht mit immer schwereren
Medikamenten.

Die Propolis kann gegen Bakterien und Pilze gleichermaßen
helfen und sie zerstört die Scheidenflora nicht. Besonders erfolg-

reich sind Therapien mit gleichzeitiger innerlicher und äußerlicher Anwendung: Einnahme von Kapseln oder Tabletten und Tampons mit Tinktur getränkt oder Salbe bestrichen. Grundsätzlich sollten diese Therapien nur in Absprache mit dem Arzt oder Heilpraktiker angewendet werden.

Menstruationsstörungen

Propolis soll den Monatzyklus vor allem jüngerer Mädchen regulieren, übermäßige Blutungen normalisieren und Menstruationsschmerzen lindern. Erklären kann man diese Wirkung nicht. Vielleicht ist es eine Kombination aus durchblutungsfördernder und vegetativ-regulierender Wirkung. Schaden kann eine Propoliskur jedoch auf keinen Fall. Probieren Sie es aus: acht Wochen lang einen Teelöffel Tinktur täglich, oder Kapseln oder Tabletten nach Dosierungsanleitung auf der Packung einnehmen. Wählen Sie zum Einstieg eher eine niedrigere Dosierung und steigern Sie vorsichtig.

Ohrenentzündungen

Bei Entzündungen und Eiter im äußeren Gehörgang und an der Ohrmuschel hilft 15prozentige Propolissalbe.

Propolistinktur soll das Hörvermögen stärken und Tinnitus (Ohrensausen, Ohrenklingeln) lindern. Dafür Gaze mit einer 15prozentigen Propolis-Tinktur tränken, den Gehörgang damit verpfropfen und ein bis zwei Tage so einwirken lassen. Gönnen Sie sich für diese Behandlung Ruhe, denn Tinnitus ist eine Abwehrreaktion des Ohres: Lärm, Ärger, Streß, Überforderung – dem Ohr reicht's, es will nichts mehr hören.

Auch bei Entzündungen des Mittel- und Innenohres kann die Einnahme von Propolis helfen.

Sonstige Krankheiten

Eingeschworene Propolis-Fans berichten über vielerlei weitere Heilwirkungen. Sie wird eingesetzt bei Neben- und Stirnhöhlen-

entzündungen und -eiterungen, bei Tuberkulose und anderen
Lungenleiden und bei Infektionen fast aller Organe. Sie soll bei
Krebs und Aids helfen. Die Behandlung schwerer Krankheiten
gehört jedoch immer in die Hände von Heilpraktikern und Ärzten. Deshalb hier keine weiteren Hinweise.

Kosmetik

Propolis-Deodorant

30 ml reiner Alkohol (96 %)
50 ml Rosenwasser
1 ml Menthol
1 g Alaun
5 Tropfen Propolistinktur

Propolis, Alaun und Alkohol mischen, Rosenwasser leicht erwärmen und Menthol darin lösen. Alles zusammen in einem 100-ml-
Apothekerfläschchen verschütteln.

Dieses Deodorant erfrischt und reguliert die Schweißbildung
auf natürliche Art und Weise. Es verhindert Entzündungen, wenn
Sie sich die Achselhaare frisch ausrasiert haben.

Propolis-Körperöl

90 ml Avocadoöl · 10 ml Lanolin
10 Tropfen Propolistinktur
7 Tropfen ätherisches Lavendelöl

Avocadoöl und Lanolin in einem Becherglas oder alten Marmeladenglas im Wasserbad schmelzen. Unter Rühren abkühlen und
bei unter 40°C Lavendelöl und Propolistinktur zurühren.

Eignet sich als Massageöl besonders für trockene, spröde und
gereizte Haut. Statt des sehr fetten Avocadoöls können Sie auch
Jojobaöl, Macadamianußöl oder süßes Mandelöl nehmen.

Die Faszination des Sechsecks: Bienenwachs

Schon mal Wachs gegessen? Nein, ich will Sie jetzt nicht dazu verführen, in Kerzen zu beißen, aber Wabenhonig und Deckelwachs sind nicht nur bei Kindern beliebte Schleckereien. Dieser natürliche Kaugummi aus dem Bienenstock klebt nicht, weshalb ihn auch Prothesenträger genießen dürfen. Er schmeckt fein süß nach Honig, und beim Kauen werden die duftenden wertvollen Pollenöle frei, die im Bienenwachs gebunden sind.

Schon die Perser und Skythen im Altertum balsamierten ihre Leichen mit Bienenwachs ein. Afrikanische Frauen gaben ihren Haartürmen mit Bienenwachs Festigkeit. Im europäischen Mittelalter wurde mit Bienenwachs bezahlt, Beamte erhielten einen Teil ihres Gehaltes in Bienenwachs und auch Honig. Es diente zur Beleuchtung, Holz- und Lederpflege und als Siegelwachs. Kerzen auf christlichen Altären müssen bis heute Bienenwachs enthalten.

Was es mit dem Bienenwachs auf sich hat

Normalerweise produzieren nur die Baubienen – so heißen die Arbeiterinnen etwa von ihrem 10. bis 18. Lebenstag – Wachs: Drüsen zwischen den letzten vier Hinterleibselementen schwitzen das klare Wachs aus. In den Bauchtaschen erstarrt das Jungfernwachs zu hauchfeinen weißlichen Plättchen. Die Biene nimmt ein Blättchen, zerkaut es, reichert es dabei mit Pollenölen an und baut damit die Waben. Sind die Waben mit Honig oder Brut gefüllt, werden sie mit Wachs verdeckelt.

Die Bienen verbauen nicht nur neues Wachs sondern tragen altes Wachs auch um. Dabei wird das Wachs immer dunkler. Beim Verdeckeln der Wabenzellen passen die Baubienen die

Wachssorten an: Alte, dunkle Waben bekommen altes Wachs, neue Waben frisches Wachs als Deckel. Die Brutwaben sind grundsätzlich dunkel gedeckelt.

Hautvitamin A

Chemisch gesehen besteht Wachs aus veresterten Fettsäuren. Bienenwachs enthält daneben Propolis, ätherische Öle aus dem Pollen, Vitamine, darunter besonders viel Vitamin A (4000 Industrielle Einheiten pro 100g), und antibakteriell wirkende Stoffe/Inhibine.

Deckel, Waben und Scheiben

Deckelwachs hebt der Imker von den Wabenzellen ab, bevor er den Honig ausschleudert. Nur wenige Imker bieten es von sich aus zum Kauf an, aber fragen Sie ruhig nach. Vielleicht streift er ja bei der nächsten Ernte ein paar Gabeln für Sie in ein Extraglas.

Wabenhonig heißt Honig, der in den Wachswaben verkauft wird, eine norddeutsche Spezialität. Dabei handelt es sich entweder um abgeschnittene Teile von Waben (Scheibenhonig) oder eigens produzierte Wabenstücke. Im Handel bekommt man sie als kleine Rähmchen mit gefüllten Waben oder in Gläsern, in die die Bienen ihre süße Tracht direkt eingetragen haben. Sie können die gefüllten Wabenteile auch in Honig eingelegt kaufen. In den Waben sollte sich dieselbe Sorte Honig wie im Glas befinden.

Wabenpollen

Etwas ganz Besonderes ist der Wabenpollen, von den Bienen bevorrateter Pollen in Waben eingelegt. Sie können ihn teelöffelweise auskauen wie Wabenhonig. Er wirkt bei denselben Krankheiten und Beschwerden wie normaler Pollen, nur schneller und stärker. Bienen stampfen die Pollenkörner vermischt mit Nektar, Honig und Speichel in die Wabenzellen ein. Eine Milchsäuregärung kommt in Gang, die den Pollen fermentiert, das heißt, die Wirkstoffe werden aufgeschlossen und von uns schneller und besser verwertet.

Imker erhalten reines Wachs, indem sie ausgeschleuderte Waben einschmelzen, reinigen und weiterverwenden. Pro Bienenvolk ist etwa ein Pfund Wachs pro Jahr zu gewinnen. Entnimmt man zuviel, investieren die Bienen ihre ganze Energie in den Wabenbau und sammeln keinen Honig mehr.

Rückstände im Bienenwachs

Beim Honig brauchen Sie keine Angst vor irgendwelchen Rückständen zu haben. Eventuelle Pflanzen- und Tierschutzmittel oder Schadstoffe (Schwermetalle) aus der Luft gelangen bei der Nahrungsaufnahme in den Honigmagen und töten die Biene.

Beim Wachs liegt der Fall anders und problematischer: Weil die Bienen ihren Baustoff immer wieder umtragen, können sich Schadstoffe anreichern. Dazu zählen vor allem Bienenarzneimittel, wie sie mittlerweile fast jeder Imker gegen die gefährliche Varroa-Milbe einsetzt. Diese Milbe wurde aus Asien eingeschleppt und unsere hiesige Biene ist trotz ihrer vielen natürlichen Antibiotika wehrlos gegen diesen Erreger. Wenn Sie also Bienenwachs zum Auskauen kaufen, versichern Sie sich, daß es rückstandsfrei ist.

Bienenwachs als Naturheilmittel

Grundsätzlich hilft das Auskauen von Wabenhonig und Deckelwachs gegen alle Beschwerden und Krankheiten, gegen die auch Honig hilft. Das ausgekaute Wachs können Sie ausspucken oder schlucken, engagierte Imker schwören auf seine Bekömmlichkeit und Heilkraft. Imkersfrau Reinhild meint: „Das ist einfach Typsache, ob man das ausgekaute Wachs schluckt oder ausspuckt. Ich denke, man sollte da seinem eigenen Gefühl folgen."

Nasennebenhöhlen

„Du kaust Wachs und die Nebenhöhlen beginnen zu fließen" – diesem Imkerausspruch ist nichts mehr hinzuzufügen, außer: Nehmen Sie am besten Deckelwachs, das Sie vorher durch Waldhonig ziehen, oder mit Waldhonig gefüllte Waben.

Erkältung, Husten, Bronchitis

Wabenhonig wirkt gegen Entzündungen in Mund und Rachen und lindert die Schmerzen. Nehmen Sie bei akuten Beschwerden fünfmal am Tag einen Teelöffel Wabenhonig und kauen sie ihn 10 bis 20 Minuten aus. Wenn es Ihnen besser geht, kauen Sie weitere ein bis zwei Wochen lang dreimal einen Teelöffel pro Tag.

Allergie: Heuschnupfen und Bronchialasthma

Das regelmäßige Kauen von Wabenhonig kann bei bei den typischen Pollenallergien Heuschnupfen und Bronchialasthma helfen. Beginnen Sie mit täglich einem Teelöffel Wabenhonig, den Sie 10 bis 20 Minuten auskauen. Steigern Sie die Dosis wöchentlich um einen Teelöffel, bis Sie über den Tag verteilt viermal einen Teelöffel auskauen, und behalten Sie dies einen Monat bei. Beginnen Sie diese Hyposensibilisierung zwei Monate vor der Heuschnupfenzeit: So gewöhnen Sie Ihren Körper in kleinen Dosen an das Allergikum, Ihr Immunsystem ist beschäftigt und überreagiert später nicht mehr, wenn der allergieauslösende Stoff häufig auftritt.

Dies kann allerdings nur funktionieren, wenn Sie Wachs und Blütenhonig aus Ihrer Region einnehmen. Gehen Sie deshalb direkt zum Imker und hinterfragen Sie die Herkunft. Imker kaufen häufig auch bei Kollegen zu, um eine größere Produktpalette anbieten zu können.

Zahnfleischentzündungen

Kauen Sie bei Zahnfleischentzündungen und -schwund drei- bis viermal am Tag einen Teelöffel Deckelwachs mit wenig Honig. Die Meinungen gehen auseinander, ob Honig Karies fördert oder nicht. Schaden kann das fleißige Zähneputzen mit einer weichen Zahnbürste nicht – am besten mit Propoliszahncreme.

Haut

Seit alters her verwendete man Wachs als Wundpflaster und gegen Hautkrankheiten. Rezepte für selbstgerührte Bienenwachscremes finden Sie im nächsten Abschnitt. Gegen trockene, verletzte und entzündete Haut wirkt am besten die Propolis-Wachscreme. Sie können Bienenwachscreme auch fertig kaufen oder sie in der Apotheke mit extra hohem Bienenwachsanteil anrühren lassen.

Alte Quellen empfehlen Jungfernwachs zu Verbands- und Heilzwecken, zum Beispiel bei offenen Beinen.

Bienenwachs für die Haut: Kosmetik

Reines Bienenwachs gibt es gelb-ocker und weiß im Handel. Greifen Sie immer zum gelben, denn seine Farbe kommt von den wertvollen Inhaltsstoffen. Weißes Wachs ist mit Bleichmitteln behandelt und ihm fehlt vieles von dem, was Bienenwachs wertvoller als billige Industrieware macht.

Bienenwachs bekommen Sie in Apotheken oder Fachgeschäften für selbstgemachte Kosmetik. Wenn Sie Ihren Honig direkt beim Imker kaufen, gibt er auf Anfrage vermutlich auch Wachsplatten ab.

Bienenwachs in Cremes ist ein Konsistenzgeber, das heißt, es macht Cremes fest. Es ist der einzige Konsistenzgeber, der gleichzeitig Heilwirkung hat. In Salben und Pflastern tötet Bienenwachs Keime ab. Es macht die Haut weich und geschmeidig und fördert die Durchblutung. Zudem wirkt Bienenwachs schwach emulgierend. Es ermöglicht die Bindung von Wasser und Fett, die sich normalerweise abstoßen.

Eine normale Creme verträgt etwa ein bis drei Prozent Bienenwachs. Wenn Sie Soja- oder Sesamöl verwenden, können Sie den Anteil steigern.

Propolis-Wachscreme

50 g Bienenwachs

10 bis 20 ml Propolistinktur

Bienenwachs vorsichtig schmelzen, Propolistinktur erwärmen, unter ständigem Rühren tropfenweise zugeben, so lange rühren, bis die Creme kalt ist. Ergibt eine sehr feste Creme, die Sie gründlich einmassieren müssen. Pflegt vorsichtig aufgestrichen auch wunde, gereizte und trocken-rissige Haut.

Weitere Propoliscremes finden Sie im Kapitel „Propolis".

Coldcreme

Coldcreme beruht auf einem Rezept aus dem Mittelalter, das seinerseits bis auf das zweite Jahrhundert zurückgehen soll. Diese "Urcreme" macht etwas Mühe, pflegt aber ausgezeichnet. Außerdem wird ihr eine positive Wirkung auf die Lymphe zugeschrieben. Die wenigen Zutaten bekommen Sie problemlos in Apotheken oder Geschäften für selbstgemachte Kosmetik.

10 g Bienenwachs
10 g Walratersatz
1,5 g Cetylalkohol
90 ml Öl, z.B. aus Mandeln, Avocado, Jojoba, Oliven,
Sonnenblumen oder Soja, auf jeden Fall kaltgepreßt
15 ml destilliertes Wasser

Zuerst wird eine Fettphase gerührt, die sich dann monatelang im Kühlschrank hält. Für den laufenden Bedarf nur ein 50-Gramm-Döschen frische Creme anrühren.

Für die Fettphase wiegen Sie Öl, Bienenwachs, Walratersatz (echter Walrat verbietet sich heute aus tierschützerischen Gründen) und den weißen, schuppenartigen Cetylalkohol mit einer Briefwaage ab, geben alles zusammen in ein Marmeladenglas oder ein feuerfestes Becherglas. Vorsichtig im Wasserbad erhitzen, dabei so lange rühren, bis sich alles gelöst hat. Das kann schon eine Viertelstunde dauern, denn nur wenn Sie die Hitze vorsichtig dosieren, bleiben die wertvollen Inhaltsstoffe erhalten.

Ist das Ölgemisch klar gelb, vom Herd nehmen und unter fleißigem Rühren abkühlen lassen. Ein kaltes Wasserbad beschleunigt diesen Vorgang, aber seien Sie nicht ungeduldig: Erst wenn die Fettphase milchig trüb und cremeartig wird, können Sie mit Rühren aufhören. Diese Fettphase fest verschlossen im Kühlschrank bevorraten.

Für die Creme 15 ml destilliertes Wasser in einem Glas erhitzen und kurz aufkochen lassen, das tötet eventuelle Keime ab, auf etwa 70°C abkühlen. 30 g Fettphase im Wasserbad vorsichtig erhitzen, bis sie klar und gelb ist. Beides vom Herd nehmen und das Wasser unter ständigem Rühren ins Fett (nie umgekehrt) tropfen und rühren, rühren, rühren. Da wir keinen der sonst in Cremes üblichen Emulgatoren verwenden, dauert es ziemlich lange, bis die Wassertropfen fein eingerührt sind. Auch hier können Sie das Erkalten mit einem Wasserbad unterstützen, aber seien Sie nicht ungeduldig, sonst gerinnt die Creme.

Um den Luxus der selbstgerührten Coldcreme zu perfektionieren, können Sie einen Tropfen natürliches ätherisches Rosenöl in die fertige Creme geben. Das Öl duftet, pflegt, beruhigt, löst, schmeichelt und geht eine harmonische Verbindung mit dem Honigduft ein.

Gut verschließen und möglichst kühl lagern, da wir keinerlei Konservierungsstoffe verwendet haben.

Coldcreme hat ihren Namen nicht von ihren hervorragenden Pflegeeigenschaften als Nachtcreme, sondern weil sie eine kühlende Wirkung auf der Haut hat.

Handcreme

Diese Handcreme enthält einen Emulgator, der allerdings so mild ist, daß er sogar in Lebensmitteln zugelassen ist.

Fettphase:

25 g Tegomuls 90S (Emulgator)

60 g Soja- oder Sesamöl

15 g Bienenwachs

5 g Cetylalkohol

Für die Creme:

30 ml destilliertes Wasser

Konservierungsmittel auf Wunsch

Zusatzstoffe: Propolistinktur oder Gelée Royale

Emulgator, Öl, Bienenwachs und Cetylalkohol mischen, unter vorsichtigem Erhitzen im Wasserbad miteinander verrühren, abkühlen lassen und für die Aufbewahrung im Kühlschrank in ein dicht verschließendes Gefäß geben.

Für die fertige Handcreme: Wasser aufkochen und auf 70°C abkühlen lassen. Wenn Sie wollen, etwas Konservierungsmittel zugeben. 10 Gramm Fettphase vorsichtig schmelzen. Das Wasser langsam in das flüssige Fett geben, ständig rühren. Diese Creme verbindet sich dank des Emulgators viel schneller und glatter als die Coldcreme. Sie können die Creme unbesorgt und rasch in einem kalten Wasserbad glattrühren. Als Zusatzstoffe bieten sich 15 Tropfen Propolistinktur (konserviert!) oder ein halber Espressolöffel Gelée Royale an. Die Gelée-Royale-Creme müssen Sie unbedingt im Kühlschrank aufbewahren. Bienenwachs bewahrt die Haut vor dem Austrocknen. Die Wirkungen von Gelée Royale und Propolis kennen Sie aus den beiden vorhergehenden Kapiteln.

Bienenkur für Altershaut

10 g Bienenwachs · 6 Eßlöffel Akazienhonig

5 g Gelée Royale · 20 Tropfen Propolistinktur

Bienenwachs in einem Becherglas oder alten Marmeladenglas im Wasserbad vorsichtig schmelzen, unter Rühren unter 40°C abkühlen lassen, Honig zügig einrühren, Propolis und zuletzt Gelée Royale einrühren.

Diese Kur dreimal wöchentlich anwenden. Sie regt die Durchblutung an und glättet die Haut.

Parfum-Creme

50 g Rizinusöl
2 g Bienenwachs
1 g Carnaubawachs

Erhitzen Sie die drei Zutaten vorsichtig unter ständigem Rühren in einem Becherglas oder einem alten Marmeladenglas (Wasserbad), bis sich die Wachse im Öl gelöst haben. Nach Belieben können Sie ein Konservierungsmittel zugeben. Bewahren Sie diese Masse im Kühlschrank auf, sie hält unkonserviert ein Jahr.

Für den laufenden Gebrauch erhitzen Sie etwa fünf Gramm der Fettphase vorsichtig im Wasserbad, beim Abkühlen – mindestens Körpertemperatur abwarten – rühren Sie 1 ml, entspricht etwa 20 Tropfen, Parfumöl Ihrer Wahl ein. Sie können zu Ihrem Lieblingsparfum (kein Eau de Toilette) greifen oder ätherische Öle nehmen, die es pur oder in verschiedenen Mischungen zu kaufen gibt.

Bienenwachs-Seife
(mit Honig und Propolis)

180 g Bienenwachs
80 g Babyseife
30 ml Mandelöl
50 ml Rosenwasser
1 Eßlöffel Blütenhonig · 20 Tropfen Propolistinktur

Schmelzen Sie das Bienenwachs in einem Becherglas oder alten Marmeladenglas im Wasserbad. Seife raspeln und darin lösen. Wachs-Seife-Mischung unter gelegentlichem Umrühren erkalten lassen. In einem zweiten Glas im Wasserbad Mandelöl und Rosenwasser erhitzen, die beiden Mischungen warm zusammenrühren, Propolis zugeben, unter Rühren erkalten lassen, bei unter 40°C den Honig einrühren. Seife in eine geölte Form oder auf eine geölte Platte gießen, erkalten lassen, in Stücke schneiden.

Wenn Sie diese hautpflegende Seife verschenken wollen, gießen Sie sie in Ausstechförmchen. Ölen Sie dabei die Förmchen von innen, drücken Sie sie beim Eingießen fest auf die Unterlage, damit nicht zuviel ausläuft. Sie können auch geölte Sandkastenspielförmchen nehmen.

Enthaarung

Bienenwachs ist in vielen Mitteln zur Beinenthaarung enthalten. Gehen Sie nach Anweisung auf der Packung vor. Wenn Sie diese Prozedur den Beinen schon antun, dann pflegt und besänftigt das Wachs wenigstens die vielen kleinen Wunden, die jedes Härchen hinterlassen hat.

Schuhcreme

Leder ist nichts anderes als gegerbte Haut. Wie wär's, wenn Sie Ihre eigene Schuhcreme „kochen" – als Kosmetik für Ihre Schuhe?

50 g Rizinusöl
10 g Bienenwachs
5 g Carnaubawachs
Farbpigmente nach Belieben

Erhitzen Sie die drei Zutaten vorsichtig unter ständigem Rühren in einem Becherglas oder einem alten Marmeladenglas (Wasserbad), bis sich die Wachse im Öl gelöst haben. Nach Belieben können Sie ein Konservierungsmittel zugeben. Nach dem Abkühlen ist die einfache Schuhcreme fertig, die Sie am besten im Kühlschrank aufbewahren.

Wenn Sie jedoch farbige Schuhcreme wünschen, erhitzen Sie 5 Gramm der Fettphase, vermischen ein wenig heißes Fett mit einem Meßlöffel Farbpigmente und rühren die fettige Farbe in das warme Fett ein. Farbpigmente bekommen Sie in Fachgeschäften für selbstgemachte Kosmetik.

Bienenwachs-Kerzen

Kerzen – die romantischen Verführer. Was für die sanften Lichtspender ganz allgemein gilt, trifft für Bienenwachskerzen in verstärktem Maße zu. Sie geben beim Abbrennen wertvolle ätherische Öle frei, die über die Nasenschleimhäute aufgenommen werden. Der Duft der Pollenöle wärmt, beruhigt und entspannt.

Frische Bienenwachs-Kerzen brennen manchmal schlecht ab. Dagegen hilft ein einfacher Trick: Legen Sie die Kerzen für einige Tage in den Gefrierschrank. Dabei altern sie künstlich und brennen besser und länger.

Besonders Kinder mögen den Honigduft. Kerzen mit Bienenwachs herzustellen ist ganz einfach: Gußformen und Dochte bekommen Sie in Bastelbedarfsläden. Lassen Sie sich beraten, was die Dicke des Dochtes anbelangt. Beim Erhitzen des Wachses sollten Sie ein altes Gefäß mit feinem Ausgießer nehmen. Erhitzen Sie Bienenwachs immer vorsichtig im Wasserbad, nicht nur wegen der eventuellen Brandgefahr, sondern auch, weil Sie sonst wertvolle Inhaltsstoffe zerstören. Lassen Sie Kinder nie unbeaufsichtigt arbeiten.

Noch einfacher sind gerollte Bienenwachs-Kerzen herzustellen. Ganze Platten bekommen Sie beim Imker oder in gut sortierten Bastelgeschäften. Sie legen den Docht in die Mitte und rollen die Platte fest und dicht auf. Drücken Sie die ersten beiden Umdrehungen besonders gut an.

Ohrkerzen

Erkältungsschutz durch indianische Heilkunst

Kommen Ihnen folgende Symptome bekannt vor? Der Kopf drückt. Die Nase kribbelt. Der Hals kratzt. Die Ohren gehen zu. Alles fällt irgendwie schwer. Fast immer sind das deutliche Anzeichen einer beginnenden Erkältung. Greifen Sie nicht gleich zu starken Medikamenten, sondern zur Ohrkerze. Dieses natürliche Heilmittel bewirkt einen Druckausgleich im Kopf, Nase und Hals werden wieder frei und die Ohren gehen auf.

Eine Ohrkerze müssen Sie sich als zigarillodickes, etwa 20 Zentimeter langes Rohr vorstellen. Es besteht aus Stoff, der mit Bienenwachs und anderen Wirkstoffen getränkt ist, darunter Honigextrakte, Salbeiessenz und zerrriebene Heilkräuter, vor allem Salbei und Kamille. Die Ohrkerze wird im asiatischen Raum und bei den Indianern Nord- und Südamerikas traditionell hergestellt.

In direkter Zusammenarbeit mit den Hopis, dem ältesten Pueblo-Stamm mit großer Heilkenntnis und hoher Spiritualität, werden die Ohrkerzen auch in Deutschland nach den überlieferten Verfahren und in Handarbeit aus naturbelassenen Stoffen gefertigt. Die Bezugsquelle für Ohrkerzen finden Sie im Anhang.

Inneres Gleichgewicht durch sanften Druckausgleich

Ihre Wirkung entfalten die Ohrkerzen über sanften Unterdruck im Gehörgang. Der folgende Ventilationseffekt leitet Wärme ins Innere des Ohres. Von dort überträgt sich die heilende Wirkung auf die Nase, die Nasennebenhöhlen und den ganzen Kopf. Der Mensch gewinnt sein inneres Gleichgewicht auf sanfte Weise wieder. Ohrkerzen regen den Lymphfluß und die Durchblutung an, der Druckausgleich löst Kopfschmerzen. Kopf und Nase sind frei-

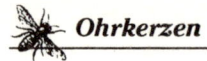

er, Beschwerden schwinden. Rechtzeitig angewendet läßt sich eine Erkrankung verhindern.

Anwendung

Die Anwendung ist denkbar einfach: Der Patient legt sich bequem auf die Seite, eine zweite Person zündet die Kerze an und steckt sie mit einer leichten Drehbewegung ins Ohr. Durch das Abbrennen entsteht ein leichter Unterdruck im Ohr, entstehende Schwingungen wirken wie eine leichte Massage auf das Trommelfell. Beim Abbrennen der Kerze werden Düfte frei, die Heilung und Wohlbefinden fördern. Die entstehende Wärme ist vielen Kranken angenehm. Löschen Sie die Ohrkerze bevor das letzte Drittel abbrennt in einem Glas Wasser und brennen Sie immer zwei Ohrkerzen nacheinander ab, eine für jedes Ohr. Danach sollten Sie sich 20 bis 30 Minuten ausruhen.

Ohrkerzen können Sie unbedenklich auch bei Kindern einsetzen. Bei akuten Beschwerden behandeln Sie alle zwei Tage, aber höchstens eine Woche lang, dann reduzieren Sie die Dosis auf zwei- bis einmal pro Woche.

Druck im Kopf
Ohrkerzen lindern Schwindel und Druck im Kopf, der viele Menschen bei Erkältungen und anderen Erkrankungen benommen macht. Bei Nachwehen einer Erkältung oder Grippe kann bereits eine Anwendung genügen. Ist eine Infektion im Anmarsch, nutzen Sie die Ohrkerzentherapie im zwei bis dreitägigen Rhythmus, bis die Beschwerden abklingen. Auch Taucher und Flugreisende leiden manchmal unter tagelangem Druck im Ohr, bei entsprechenden Reisen sollten Sie also Ohrkerzen einpacken.

Kopfschmerzen
Ohrkerzen lindern Kopfschmerzen. Besonders gut sollen sie nach einem Bericht der „Ärztezeitschrift für Naturheilverfahren" in Kombination mit Akupunktur wirken. Einsetzen sollten Sie die

Ohrkerzen vor allem bei Spannungungskopfschmerz. Aber auch bei unklaren, immer wiederkehrenden Schmerzen ist die Ohrkerze einen Versuch wert.

Ohren

Ohrkerzen sind besonders angebracht bei akuten oder chronischen Ohrenschmerzen. Sie lindern Ohrensausen, -rauschen und -klingeln, allerdings sollten Sie bei diesen meist chronischen und immer wiederkehrenden Leiden keine sofortige Heilung erwarten. Tiefere Ursache sind oft Streß, Überforderung und Lärm.

Nase und Höhlen

Schnupfen und Erkrankungen der Stirn- und Nebenhöhlen sprechen auf Ohrkerzen an, weil unsere Höhlen alle miteinander und mit den Ohren verbunden sind. Der beim Abbrennen entstehende Unterdruck kann Verspannungen und Verstopfungen lösen. Das Wohlbefinden verbessert sich spontan. Bei beginnendem Schnupfen verhindert die Ohrkerze manchmal sogar den Ausbruch der Krankheit.

Lymphe

Lymphstauungen im Hals- und Nackenbereich verursachen verschiedene Beschwerden, unter anderem können die Schleimhäute austrocknen, was zu gereizten Augen und trockener Nase führt und diese anfällig für Infektionen macht. Die Ohrkerze bringt die Lymphflüssigkeit wieder in Fluß. Oft kommt es schon während der Behandlung zu spontanen Reaktionen: die Nase läuft, die Augen tränen.

Streß

Ohrkerzen beruhigen. Der Druckausgleich im Kopf, die Düfte, die Zeit, die man sich zusammen mit einer vertrauten Person für die Behandlung nimmt – das alles lindert Streßfolgen, zu denen natürlich auch das oben genannte Kopfweh gehört. Ohrkerzen beruhigen hyperaktive Kinder und fördern deren Konzentration.

Ätherisches Honigöl

Ätherisches Honigöl wird mit Hilfe von Alkohol aus Bienenwaben extrahiert. Es duftet nach Honig, besonders Kinder riechen es gern. Honigöl beruhigt, entspannt und gleicht aus. In Duftlampen wirkt es besonders auf die Seele. In Bädern und als Massageöl pflegt es Haut und Seele.

Honigbad
(Zur Hautpflege und bei Erkältungen)

Das Honigbad habe ich Ihnen schon beim Honig ausführlich vorgestellt: Geben Sie einfach 150 Gramm Honig ins warme Badewasser. Um Duft und Wirkung zu verstärken, mischen Sie vorher 10 Tropfen ätherisches Honigöl in den Honig. Es pflegt die Haut und bewahrt sie vor Austrocknung. Ein Honigbad am Abend besänftigt Reizungen aller Art egal, ob Haut, Seele, oder Nerven. Außerdem wärmt es und hilft bei Erkältungen.

Hier eine zweite Duftmischung für die Badewanne:

3 Tropfen Honigöl
3 Tropfen Linaloeholz (ätherisches Öl)
2 Tropfen ätherisches Vanilleöl

Vermischen und in die Badewassermischung geben. Entspannt und pflegt die Haut.

Honig-Milch-Bad für Kinder

1 Liter Milch

150 g Honig

3 Tropfen ätherisches Mandarineöl

3 Tropfen ätherisches Vanilleöl

3 Tropfen Honigöl

Die Milch leicht erwärmen, den Honig darin auflösen, die ätherischen Öle dazutropfen und ins Badewasser geben. Kinder mögen die Duftmischung. Lassen Sie die Kleinen bei der Herstellung ruhig mitmischen, alles ist buchstäblich kinderleicht, nur sollten Sie aufpassen, daß die puren Öle nicht ins Auge geraten. Wenn doch: sofort unter fließendem Wasser ausspülen. Das Bad macht die Haut weich und zart und verleiht ihr einen matt schimmernden Glanz.

Weitere Baderezepte mit Honig finden Sie unter „Honigbäder".

Honig-Massageöl

Verwöhnen Sie sich und Ihren Partner mit süßem, hautpflegenden Massageöl. Es wärmt, beruhigt und pflegt empfindliche und entzündete Haut.

100 ml Mandelöl

15 Tropfen Honigöl

5 Tropfen ätherisches Lavendelöl

Miteinander vermischen, fertig. Wenn Sie die Mischung einige Tage stehen lassen, reift die Duftkomposition nach.

Duftlampenmischung für Kinder

5 Tropfen Honigöl

2 Tropfen ätherisches Vanilleöl

2 Tropfen ätherisches Mandarinenöl

Öle direkt in die mit destilliertem Wasser gefüllte Schale der Duftlampe geben. Wenn Sie keine Duftlampe haben, nehmen Sie ein altes Schälchen, füllen es mit Wasser, träufeln die Öle hinein und stellen die Mischung auf die Heizung. Oder Sie tropfen die Öle auf einen porösen Stein, der den Duft aufsaugt und nach und nach wieder freigibt. Ziegel oder unglasierte Keramik dienen demselben Zweck.

Duftmischung gegen Kälte

Die folgende Mischung hilft bei drohender Erkältung (sie trägt die Kälte nicht umsonst im Namen) und wenn Sie sich nach seelischer Wärme sehnen.

5 Tropfen Honigöl

5 Tropfen ätherisches Lavendelöl

1 Tropfen reines Melissenöl

Honigöl in der Küche

Sie können mit Honigöl auch Speisen süßen, probieren Sie es einfach aus: Ein Tropfen an die Salatsoße, wenige Tropfen in die Quarkspeise oder ins Frühstücksmüsli. So sparen Sie nicht nur Kalorien, sondern nehmen die wertvollen Essenzen auch in ihrem vollen Wirkungsspektrum in sich auf. Beginnen Sie bei der Dosierung vorsichtig.

Schmerzhaft und hochpotent: Bienengift

Mit Bienengift heilten schon die Ägypter und Babylonier. Bis in unser Jahrhundert hinein war eine Bienengiftbehandlung recht schmerzhaft für die Patienten: Man ließ sie einfach von Bienen stechen. Es gibt Versuchsreihen des Arztes Dr. Terc, der in den 80er Jahren des letzten Jahrhunderts 173 Rheumapatienten erfolgreich mit 39.000 Bienenstichen behandelte. Professor Karl Sajó berichtet 1909: „Entsteht nach den Bienenstichen keine Geschwulst mehr, so ist der [Rheuma-]Kranke einstweilen als geheilt zu betrachten." In Asien, vor allem in China und Rußland, setzt man auch heute noch Bienen als lebende Spritzen ein.

Giftmischerin

Die Biene bevorratet ihr Gift in zwei Giftblasen, die sich in den ersten beiden Lebenswochen allmählich füllen. Erst beim Stich mischen sich die beiden Flüssigkeiten und bilden die gefährliche Mischung. Nur wenn die Bienen genügend Pollen verzehren, können sie Gift produzieren. Bienenstiche im Frühjahr, wenn viele Pflanzen blühen, sind deshalb besonders wirkungsvoll - im positiven wie im negativen Sinn. Die männlichen Drohnen und die Königin haben weder Gift noch Stachel, sind also wehrlos. Der Hauptbestandteil des Bienengiftes heißt Melittin. Es umfaßt 26 verschiedene Aminosäuren (Eiweiße).

Kein Alkohol, Parfum und Schweiß

Die panische Angst vieler Menschen vor Bienenstichen ist unbegründet, es sei denn, Sie haben eine Insektenstichallergie. Dann kann schon ein Stich tödlich wirken, wenn das Gift direkt in eine Vene oder Arterie gelangt.

Bienen stechen nur, wenn sie sich bedroht fühlen. Vermeiden Sie hektische, schnelle Bewegungen. Am stechfreudigsten sind die Tiere in der Nähe ihres Stocks, denn dort versehen die Wächterbienen ihren Dienst: Sie schützen das Volk gegen Eindringlinge. Alkohol, Schweiß oder Parfum reizt sie. Sticht eine Biene zu, ist das für den Menschen zwar schmerzhaft, für die Täterin selbst jedoch tödlich, denn der Stachel hat Widerhaken und bleibt in der Haut stecken. Wenn die Biene wegfliegt, reißt sie sich den Giftapparat heraus und stirbt.

Dieser Tod ist für die Wächterbiene eher die Ausnahme. Ihre Hauptfeinde sind nämlich andere Insekten: Hornissen, Wespen, der Bienenwolf und Bienen feindlicher Völker, die auf Raubzug sind. Ein Stich ist tödlich für diese Feinde und die Biene kann ihren Stachel aus deren dünner Haut wieder herausziehen.

Erste Hilfe bei Bienenstichen

Einzelne Stiche in die Haut sind nicht gefährlich. Den Stachel sollte man vorsichtig, aber so schnell wie möglich entfernen, am besten mit einer Pinzette, damit man den Inhalt der Giftblasen nicht weiter in die Wunde drückt. Aber wer trägt bei einem Spaziergang schon eine Pinzette mit sich herum? Schieben Sie den Stachel dann möglichst mit einem Finger(-nagel) seitlich heraus.

Schwellung und Schmerzen lassen sich mit verschiedenen Mitteln behandeln:

Zwiebeln
Drücken Sie eine aufgeschnittene Zwiebel auf die Stichwunde. Der Saft zieht das Gift heraus.

Propolis
Geben Sie einen Tropfen Propolistinktur auf die Einstichstelle. Das desinfiziert, lindert die Schmerzen und fördert die lokale Durchblutung. Die Schwellung geht schneller zurück.

Essig

Machen Sie einen kühlenden Essigumschlag: eine Mull-Wundauflage mit kaltem Essigwasser (1 Teil Obstessig auf 2 Teile Wasser) tränken und auflegen. Wenn sich der Umschlag erwärmt hat, einen neuen auflegen.

Eis

Drücken Sie einen Eiswürfel auf die schmerzende Stelle.

Breitwegerich

Quetschen Sie ein Breitwegerichblatt und legen es auf die Wunde oder noch besser: Lassen Sie den Saft direkt auf die Einstichstelle tropfen.

Rasches Handeln ist bei einem Stich in Zunge oder Rachen geboten, denn die Schwellung der Schleimhäute kann zum Ersticken führen. Ziehen Sie den Stachel so schnell wie möglich mit einer Pinzette heraus, ohne die Giftblasen zu drücken und rufen einen Notarzt. Als Sofortmittel lassen Sie einen Löffel Salz auf der Zunge zergehen. Es löst das Gift aus der Wunde. Eiswürfel lutschen oder eiskalte Getränke trinken kann die Schwellung bis zum Eintreffen des Arztes ebenfalls verzögern.

Bei einem Stich in Augennähe sollten Sie das Auge möglichst sofort mit klarem kaltem Wasser ausspülen und einen Notarzt rufen. Dringend erforderlich ist der Arzt auch bei vielen Stichen – wobei „viel" subjektiv sehr verschieden ist. Manche Imker werden im Laufe ihrer Tätigkeit immun gegen das Gift und ertragen 100 und mehr Stiche ohne größere Folgen.

Heilsames Gift

Gift melken

Die Pharmaindustrie melkt die Bienen, um das Gift zu gewinnen: Man läßt die Tiere in eine Unterlage stechen, aus der sie den Stachel wieder herausziehen können. Das Gift, eine gelbliche Flüssigkeit, wird getrocknet. 1000 bis 3000 Bienen geben ein Gramm Gift.

Ohne Rezept können Sie Salben und Einreibemittel mit Bienengift kaufen. Injektionen verabreicht nur ein Arzt. In der Homöopathie läuft das potenzierte Bienengift unter Apis, dem lateinischen Namen für Biene. Bienengift ist das einzige Bienenprodukt, das offiziell als Arzneimittel gilt.

Durchblutung

Bienengift erweitert die Gefäße und verbessert dadurch die Durchblutung. Nach dem Einreiben mit einer Salbe spüren Sie das als Wärme oder auch Hitze, die eingeriebene Stelle kann sich röten. Die bessere Durchblutung löst Verkrampfungen und hilft Abbauprodukte zu entfernen. Blutergüsse bauen sich schneller ab und Muskelkater verschwindet schneller. Entzündungen werden mit mehr Abwehrstoffen versorgt und heilen schneller.

Rheuma

Am bekanntesten ist die Anwendung von Bienengift bei Rheuma und Gelenkerkrankungen (Arthrosen, Arthritis). Es regt die körpereigene Cortisonbildung in der Nebennierenrinde an. Dieses Hormon hilft bei rheumatischen Beschwerden und Krankheiten. Körpereigenes Cortison hat im Unterschied zu von außen verabreichtem Cortison keine schädlichen Nebenwirkungen.

Sie können schmerzende Regionen mit Bienengiftsalbe einreiben. Eine Injektion des Giftes bleibt dem Arzt vorbehalten.

Schmerzen, Neuralgien, Ischias

Bienengift lindert Schmerzen, auch die für die Betroffenen oft besonders schlimmen Nervenschmerzen (Neuralgien). Auch Entzündungen des Ischiasnerves sprechen gut auf eine Bienengiftbehandlung an. Hier gilt dasselbe wie bei Rheuma: Sie können sich bei leichten Beschwerden mit Bienengiftsalbe einreiben, Injektionen gibt dagegen nur der Arzt.

202

Wunden und Entzündungen

Bienengift wird nachgesagt, daß es bei schwer heilenden Wunden ebenso hilft wie bei langwierigen Hautentzündungen.

Steigerung der Abwehrkräfte

Bienengift aktiviert die körpereigenen Abwehr- und Selbstheilungskräfte. Aus diesem Grund wird das Mittel von verschiedenen Autoren gegen Bronchialasthma, Heuschnupfen und Allergien allgemein empfohlen.

Homöopathie: Apis

So wie das reine Bienengift nur in die Hände des Arztes gehört, sollte man sich auch bei homöopathischen Anwendungen einem erfahrenen Therapeuten anvertrauen. Dosierung und Potenz der Mittel sind sehr komplex und setzen eine genaue Analyse des Krankheitsbildes voraus.

Ich will hier nicht eine Einführung in die Homöopathie geben, aber vielleicht machen Sie die folgenden Umrisse ja neugierig auf die „sanfte Medizin".

Homöopathie geht grundsätzlich von den Symptomen aus, die exakte Schilderung des Patienten und die detaillierte Befragung durch den Homöopathen ist deshalb sehr wichtig. Das zweite Prinzip der Homöopathie ist, Gleiches mit Gleichem zu behandeln. Damit steht sie in direktem Gegensatz zur herkömmlichen Medizin, die Gegenmittel verordnet. Ein Beispiel:

Insektenstiche

Insektenstiche brennen, jucken, werden heiß und schwellen an. Die herkömmliche Medizin kühlt. Die Homöopathie verabreicht Bienengift, Apis (D2 bis D6 bei akuten Fällen), allerdings in verschwindend niedriger Konzentration. „D + eine Zahl" gibt die Potenz der Verdünnung an, je höher die Zahl, desto weniger Anteile des Mittels sind enthalten. Heilmittel, deren Ursubstanz Gifte sind, werden in der Regel in der vierten bis sechsten

Potenz, ungiftige Heilmittel in der ersten bis dritten Potenz verordnet. Das ist aber je nach homöopathischer Schule verschieden. Egal, in welcher Verdünnung: Nach der homöopathischen Theorie reagiert der Körper trotzdem auf das Gift und bekämpft es – und bekämpft damit gleichzeitig die Krankheit, um die es eigentlich geht.

Stechende und brennende Schmerzen

Nach dem Prinzip „Gleiches mit Gleichem heilen" hilft Apis bei Krankheiten und Entzündungen, die von stechenden und brennenden Schmerzen begleitet sind. Patienten schildern oft, daß „es brennt wie Feuer", oder „es sticht plötzlich". Entsprechende Krankheiten können sein: Ischias, Nesselsucht, Ausschläge, Haut- und Nagelgeschwüre, Scharlach, Hirnhautentzündung, Nasen-, Rachen- und Kehlkopfentzündung, Blasenentzündung, Zellgewebsentzündung, Gelenkentzündungen und -erkrankungen.

Entwässerung

Mit Wasser gefüllte Schwellungen (Ödeme), zum Beispiel hängende Augensäcke oder Wasseransammlungen im Rachen, behandeln Homöopathen ebenfalls mit Apis. Das Bienengift hat einen stark harntreibenden Effekt und kann deshalb den Körper nicht nur zum Abbau von Ödemen anregen, sondern auch Leberstauungen lösen oder die Behandlung von Nieren- und Blasenentzündungen unterstützen.

Gicht

Bei Gicht wirkt Apis in Zusammenhang mit anderen Mitteln, vor allem bei schmerzhaften, fieberhaften, akuten Gichtanfällen und wenn das Gichtleiden in Zusammenhang mit einem Nierenleiden steht.

Rheuma und Arthritis

Auch die Homöopathie gibt Bienengift bei rheumatischen Erkrankungen und bei Gelenkbeschwerden, aber selbstverständlich hochverdünnt.

Modalitäten

Unter Modalitäten verstehen die Homöopathen Einflüsse, die einen Zustand besser oder schlimmer machen, und charakteristische Symptome, für die ein bestimmtes Mittel geradezu spezifisch ist. Neben den eingangs erwähnten brennenden und stechenden Schmerzen ist Apis bei folgenden Modalitäten angesagt:

Panische Atemnot: Das Gefühl, als ob jeder Atemzug der letzte wäre. Bei solchen Zuständen kann Bienengift Linderung verschaffen.

Schreie im Schlaf: Apis gilt als allgemeines Stärkungsmittel und wirkt bei bestimmten Konstitutionen gegen Nervosität und Schlaflosigkeit, vor allem dann, wenn der Patient in einen krankhaften, tiefen, betäubenden Schlaf fällt, der durch schrilles Aufschreien unterbrochen wird. Dieses Symptom kommt oft bei Gehirnkrankheiten vor.

Durstmangel: „Durst fehlt fast völlig" – wenn Patient und Homöopath zu diesem Ergebnis kommen, kann das Bienengift in homöopathischer Dosis gefragt sein.

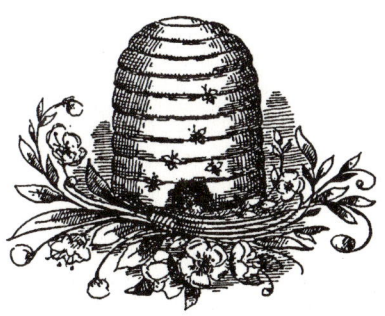

Bestimmungen des Deutschen Imkerbundes

Die Richtlinien für „Honig unter dem Gewährsverschluß des Deutschen Imkerbundes e.V." (DIB) legen Folgendes fest:

Der **Inhalt** eines Gebindes im Einheitsglas oder eines mit Gewährsverschluß versehenen Verkaufseimers muß den Qualitätsrichtlinien des DIB und der Centralen Marketinggesellschaft der Deutschen Agrarwirtschaft (CMA) für Deutschen Honig entsprechen.

Herkunft: Der Honig muß innerhalb der Bundesrepublik Deutschland geerntet sein, entsprechend auch dem CMA-Gütezeichen „Qualität aus deutschen Landen".

Reinheit: Der Honig darf keine honigfremden Bestandteile wie Zuckerwasser, pollenhaltige Zuckerteige, Auslandshonig u.a. enthalten.

Reife: Der Honig darf nur reif geerntet werden. Der Wassergehalt darf zulässige Höchstwerte nicht überschreiten.

Sauberkeit und Konsistenz: Der Honig muß sauber sein, d.h. sorgfältig gesiebt und mehrfach abgeschäumt, und eine einheitliche Konsistenz aufweisen, d.h. ein teilweise flüssiger, teilweise kristallisierter Honig darf nicht im Einheitsglas des DIB verkauft werden.

Lagerung: Honig sollte kühl und in geruchsfreien Räumen gelagert werden und darf keine nennenswerten Wärme- und Lagerschäden aufweisen.

Einwaage: Die Füllmenge darf höchstens um 3 Prozent unterschritten werden.

Eine **Sortendeklaration** ist nur zulässig, wenn der Honig überwiegend aus den genannten Blüten und Pflanzen stammt.

Etiketten, Verschluß und **Beschriftung** sind genau festgelegt: Jedes Etikett muß Name und Anschrift des Imkers tragen. Zusatzetiketten gibt der DIB heraus oder sie müssen von ihm genehmigt werden.

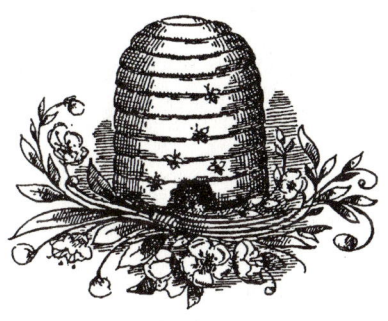

Adressen und Bezugsquellen

Firma Allos (Honig)
Walter Lang
Imkerhof
49457 Mariendrebber

Biosun (Ohrkerzen)
Westerwaldstraße 21
35630 Ehringshausen

Deutscher Imkerbund
Hauptstraße 3
53343 Wachtberg-Villip
Tel.: 02 28/32 10 06

Landesverband Badischer Imker
Bahnhofstraße 35
77767 Appenweier
Tel.: 0 78 05/20 10

Landesverband Bayerischer Imker
Georg-Strobel-Straße 48
90489 Nürnberg
Tel.: 09 11/55 80 94

Imkerverband Berlin
Krampnitzer Weg 20a
14089 Berlin
Tel.: 0 30/3 65 36 42

Landesverband Brandenburgischer
Imker
Rosenstraße 10
14548 Caputh
Tel.: 03 32 09/7 04 53

Imkerverband Hamburg
Husumer Straße 31
20249 Hamburg
Tel.: 0 40/47 56 11

Landesverband Hannoverscher
Imker
Johannssenstraße 19
30159 Hannover
Tel.: 05 11/32 43 39

Landesverband Hessischer Imker
Erlenstraße 9
35274 Kirchhain
Tel.: 0 64 22/26 24

Landesverband der Imker
Mecklenburg und Vorpommern
Wallstraße 45
19053 Schwerin
Tel.: 03 85/73 40 11

Imkerverband Nassau
Brückenstraße 12
57627 Heuzert
Tel.: 0 26 88/98 91 92

Imkerverband Rheinland
Im Bannen 38 - 54
56727 Mayen
Tel.: 0 26 51/7 26 66

Imkerverband Rheinland-Pfalz
Lina-Sommer-Straße 33
67346 Speyer
Tel.: 0 62 32/64 05 10

Landesverband der Imker
im Saarland
Am Schmalzbirnbaum 3
66606 Sankt Wendel
Tel.: 0 68 51/55 81

Landesverband Sächsischer Imker
Terrassenstraße 20
09131 Chemnitz
Tel.: 03 71/44 94 24

Allgemeiner Landes-Imkerverband
Sachsen-Anhalt
Parkweg 1
06909 Pretzsch
Tel.: 03 49 26/5 72 42

Imkerverband Sachsen-Anhalt
Triftstraße 11
06918 Seyda
Tel.: 03 53 87/5 24 68

Landesverband
Schleswig-Holsteinischer und
Hamburger Imker
Hamburger Straße 109
23796 Bad Segeberg
Tel.: 0 45 51/24 36

Landesverband Thüringer Imker
Camburger Straße 74
07743 Jena
Tel.: 0 36 41/42 42 06

Landesverband der Imker
Weser-Ems
Mars-la-Tour-Straße 13
26121 Oldenburg
Tel.: 04 41/80 16 26

Landesverband Westfälischer
und Lippischer Imker
Langewanneweg 75
59063 Hamm (Westfalen)
Tel.: 0 23 81/5 10 95

Landesverband Württembergischer
Imker
Olgastraße 23
73262 Reichenbach/F.
Tel.: 0 71 53/5 81 15

Literaturverzeichnis

Nijaz Abadzi´c: Die Honigapotheke. München, 1992. ISBN 3-928036-32-7

Manfred Backhaus: Schluß mit Erkältungen. Augsburg, 1996. ISBN 3-86047-371-9

Erica Bänziger: Honig. Küttigen (Schweiz), Augsburg, 1997. ISBN 3-310-00395-7

Hedy Bircher-Rey: Bircher-Kochbuch. Zürich, 1952.

Ilse Sibylle Dörner: Kochen und Heilen mit Honig. Neuausg. Düsseldorf, 1989. ISBN 3-612-20070-4

Yves Donadieu: Gelée Royale. Paris, Oppenau, 1987. ISBN 3-9800797-1-6

Yves Donadieu: Der Pollen. Paris, Oppenau, 1991. ISBN 3-9800797-3-2

Rose Marie Donhauser: Quark, Butter, Joghurt, Käse hausgemacht. München, 1997. ISBN 3-7787-3545-4

Gottlieb Ebel: Gesundheit aus der Bienenapotheke. 3. Aufl. Kreuzlingen, 1996. ISBN 3-7205-1796-9

Margret und Gottlieb Ebel, Silvia Rinke: Die Naturheilküche mit Honig. München, 1996. ISBN 3-431-03464-0

Angelika Ehrnsperger: Honig-Kochbuch. Augsburg, 1992. ISBN 3-89350-197-5

Susanne Fischer-Rizzi: Himmlische Düfte. 3. Aufl. München, 1990. ISBN 3-88034-415-9

Susanne Fischer-Rizzi: Medizin der Erde. 7. Aufl. München, 1993. ISBN 3-88034-688-7

Dr. Karl von Frisch: Aus dem Leben der Bienen. 4. Aufl. Berlin u.a., 1953

Edmund Herold und Gerhard Leibold: Heilwerte aus dem Bienenvolk. 14. Aufl. München, 1995. ISBN 3-431-03162-5

Ray Hill: Propolis Kittharz. 6. Aufl. München, 1995. ISBN 3-431-02851-9

Honigbroschüre. Firma Allos, Walter Lang, Imkerhof, 49457 Mariendrebber

Helmut Horn und Cord Lüllmann: Das große Honigbuch. München, 1992. ISBN 3-431-03208-7

Peter Kensok und Dietrich Ley:
Altbewährte Hausmittel.
Bechtermünz, 1997.
ISBN 3-86047-366-2

Martina Kiel und Karola Wiede-
mann: Kürbis, Mangold & Co.
München, 1996.
ISBN 3-7742-2817-5

Ernst Köwing: Gesundheit durch
die Bienen. 2. Aufl.
Bockhorn-Grabstede, 1994.
ISBN 3-929193-00-0

Nabavi, Mir-Hossein:
Hygiene und Medizin im Koran.
Stuttgart, 1967

Öko-Test - Magazin für Gesundheit
und Umwelt. Honigtest in Heft 2,
Februar 1998

Mannfried Pahlow: Hausapotheke.
Augsburg, 1996.
ISBN 3-86047-363-8

Jean Pütz und Christine Niklas:
Cremes und sanfte Seifen. 8. Aufl.
Köln, 1987. ISBN 3-8025-6149-X

Gini Rock:
Die gesunde Honigküche, Heyne,
1985. ISBN 3-453-40417-3

Prof. Karl Sajó: Unsere Honigbiene.
4. Aufl. Stuttgart, 1909

Ernst Stürmer:
Asiatische Heilkunst. Augsburg,
1996. ISBN 3-86047-362-X

Paul Uccusic: Doktor Biene. 6. Aufl.
Genf, München, 1990.
ISBN 3-7205-1251-7

Vinzenz Weber: Das Wachsbuch.
3. Aufl. München, 1986.
ISBN 3-431-02359-2

Register

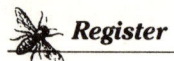

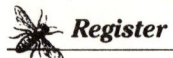